*Gustav Wilhelm Gessmann*

# Magnetismus und Hypnotismus

Verlag
der
Wissenschaften

*Gustav Wilhelm Gessmann*

**Magnetismus und Hypnotismus**

*ISBN/EAN: 9783957001009*

*Auflage: 1*

*Erscheinungsjahr: 2014*

*Erscheinungsort: Norderstedt, Deutschland*

Hergestellt in Europa, USA, Kanada, Australien, Japan
Verlag der Wissenschaften in Hansebooks GmbH, Norderstedt

*Cover: Foto ©Dieter / pixelio.de*

Verlag
der
Wissenschaften

# MAGNETISMUS

und

# HYPNOTISMUS.

Eine Darstellung dieses Gebietes

mit besonderer Berücksichtigung

der Beziehungen zwischen dem mineralischen Magnetismus, dem
sogenannten thierischen Magnetismus und dem Hypnotismus.

Von

## G. W. Gessmann.

*Mit 53 Abbildungen und 19 Tafeln.*

**Zweite, revidirte und ergänzte Auflage.**

WIEN, PEST, LEIPZIG,

A. HARTLEBEN'S VERLAG.

1895.

# Vorwort
## zur ersten Auflage.

Wohl kein Gebiet menschlichen Wissens wird so verkannt wie jenes, dessen Besprechung vorliegendes Buch gewidmet ist. Einerseits hört man den Hypno-mus kurzweg als gar nicht bestehend verwerfen, anderer-seits werden die wohl complicirten, aber vollkommen natürlichen Erscheinungen als Wirkungen irgend welcher übernatürlichen, mystischen Kräfte hingestellt. Wer sich mit dem Studium dieses Gebietes beschäftigt, setzt sich der Gefahr aus, entweder als Betrüger gebrandmarkt oder als Betrogener bemitleidet oder bespöttelt zu werden.

Wenn auch die Forschungen bedeutender Männer in den letzten 8 bis 10 Jahren die als »hypnotische« oder »magnetische« Phänomene bezeichneten Erschei-nungen als thatsächlich anerkannt, und die Ursache derselben als abnorme Functionen des Nervensystems charakterisirt haben, so giebt es wohl noch wenige Personen, welche in Bezug auf dieses Thema nicht in den einen oder den anderen der soeben erwähnten Irr-thümer verfallen würden. Speciell bei uns in Oesterreich ist, nachdem das erste Interesse an den hypnotischen

Productionen Hansen's im Jahre 1880 wieder verflogen war, nahezu gar nichts geschehen, um dem Publicum Gelegenheit zu bieten, sich aus unparteiischen, leicht-fasslich gehaltenen Werken darüber Belehrung zu holen.

Die in den Journalen äusserst sporadisch erscheinenden kurzen Notizen bleiben vom Gros des lesenden Publicums entweder unbeachtet oder unverstanden, und so ist es leicht erklärlich, dass wir heutzutage im Grossen und Ganzen noch so ziemlich auf demselben Standpunkte stehen, auf dem wir zur Zeit, als die Hansen'schen Productionen verboten wurden, standen.

Ja selbst solche Fachblätter, welche wohl in erster Linie berufen wären, auf Fortschritte in der Erkenntniss jener Erscheinungen wenigstens hinzuweisen, lieben es, theils Mangels an bezüglichen Artikeln halber, theils um sich in den Augen der allenfalls skeptischen Leser nicht zu schaden, ein vornehmes Stillschweigen zu bewahren. Während sich in Amerika, England, Italien, Deutschland, hauptsächlich aber in Frankreich werthvolle Abhandlungen und Werke über Somnambulismus häufen, kennt man dieselben bei uns kaum dem Namen nach. Um die Kenntniss von der Existenz dieser Werke zu verbreiten, und den für das fragliche Gebiet sich Interessirenden Material zu eingehenden Studien zu bieten, vorwiegend aber um dem gebildeten Laien es zu ermöglichen, sich ein selbstständiges Urtheil zu bilden, wurde vorliegende Druckschrift verfasst. Möge dieselbe angesichts des Zweckes, welchen sie verfolgt, eine freundliche Aufnahme und recht weite Verbreitung finden.

Der Verfasser.

# Vorwort
## zur zweiten Auflage.

Als die erste Auflage des vorliegenden Werkchens erschien, standen wir bezüglich des Hypnotismus in der Periode des Ignorirens, heute ist dies anders; wir stehen mitten im Kampfe um die allgemeine Anerkennung der fraglichen Erscheinungen. Die jüngere Aerzte-Generation ist zum grössten Theile für den Hypnotismus und dessen therapeutische Anwendung gewonnen. Wiederholt vorgekommene Unzukömmlichkeiten bei der Anwendung des Hypnotisirens zu Vergnügungszwecken durch Nichtfachleute haben nicht nur die Männer der Wissenschaft, sondern auch die Regierungen veranlasst, in dieser Frage Stellung zu nehmen, und in mehreren Ländern wurden sehr mit Recht Gesetze und Verordnungen erlassen, welche die Handhabung der Hypnose zu Unterhaltungszwecken verbieten und die Ausübung einer hypnotischen Praxis durch Aerzte regeln.

Die genauere Erforschung der hypnotischen Zustände hat aber auch Anlass gegeben, zu überschwängliche Hoffnungen einigermassen zu dämpfen. Man hat erkannt, dass dem hypnotischen Schlafe an und für sich ein sehr geringer Heilwerth zukommt, und dass die verblüffenden Erscheinungen, welche man auf Rech-

nung der Hypnose setzte, zum grössten Theile der
Suggestion zuzuschreiben seien. Es zeigte sich, dass
dieser Heilwerth nicht nur der hypnotischen, sondern
auch der Wachsuggestion zukommt, und heute ist man
nahe daran, die hypnotische Therapie zu verlassen
und nur mehr von einer Suggestivtherapie zu sprechen.
Dadurch ist die ganze Frage mehr oder minder vom
Gebiete der Physiologie auf jenes der Psychologie
hinübergespielt worden, und gelangt die Wissenschaft
langsam zu der Erkenntniss, dass die Medicin nicht
nur mit sehr drastisch wirkenden Medicamenten, sondern auch mit übersinnlichen Factoren, wie Seele,
Geist und Wille, zu rechnen habe, und dass die Heilkunde
der Zukunft nicht in einer Apothekerwissenschaft, sondern in einer sehr erweiterten Seelenkunde zu suchen
sein wird.

Auch die Frage der Schädlichkeit des Hypnotismus wurde vielfach ventilirt, ohne aber zu einem ent-
scheidenden Ende gebracht worden zu sein, obwohl
gerade hier der Kampf zwischen Anhängern und Gegnern der Hypnose am ärgsten getobt und auch Blü-
then zu Tage gefördert hat, welche ernster Forscher
unwürdig sind.

Es wäre zu wünschen, dass dies Gebiet im all-
seitigen Einverständnisse zum Heile der Menschheit
im Frieden bearbeitet würde und persönliche Gegner-
schaften und Eitelkeiten anderweitig ihre Austragung
finden würden.

**Der Verfasser.**

# Inhalts-Verzeichniss.

# Illustrations-Verzeichniss.

## Figuren im Texte.

# Tafeln.

# Einleitung.

Als Anfangs der Achtzigerjahre die Aufmerksamkeit der gelehrten Welt durch die hypnotischen
Schaustellungen des dänischen Hypnotiseurs Hansen
neuerlich auf dies dunkle Gebiet gelenkt wurde und
die medicinische Facultät in Wien jenes berühmt gewor-
dene Gutachten, dass ein Hypnotismus nicht bestehe und
Hansen ein Schwindler sei, fällte, dachte wohl Niemand
daran, dass nach zehn Jahren dem Hypnotismus und der
Suggestion eigene Lehrkanzeln errichtet würden und die
Erforschung dieser Erscheinungen den Anstoss zur Ausbildung eines neuen eigenen Heilverfahrens, der hypnotischen Suggestiv-Therapie, geben würde.

Im Laufe zweier Jahrhunderte wurden mehrmals Versuche unternommen, dieser Sache eine wissenschaftliche
Seite abzugewinnen; doch ebenso oft zerflossen die
hierzu aufgewendeten Bestrebungen wieder in nichts,
wenn auch beste Hoffnung auf Gelingen vorhanden
war, und so blieb es erst unserem Jahrzehnte vorbehalten, den richtigen Weg zur Erklärung jener
wunderbar scheinenden Phänomene zu finden. Wenn
die Wissenschaft so lange Zeit hindurch vor einer
Untersuchung der fraglichen Erscheinungen zurück-
schreckte, so mag dieses — an und für sich undefinir-

bare — Vorgehen theilweise wenigstens damit zu
entschuldigen sein, dass erstens die Kenntniss der
physiologischen und psychologischen Gesetze, worauf
jene Vorgänge basirt sind, noch sehr mangelhaft
war, und dass es zweitens wirklich schwer hielt,
auf einem Felde, welches zu absichtlichen und auch
zu unabsichtlichen Täuschungen so reichliche Gelegenheit darbot, das Echte vom Unechten zu unterscheiden.
Wohl kein Gebiet menschlichen Wissens und Könnens
ist so lange Zeit hindurch unbestrittener Tummelplatz
des Charlatanismus und der betrügerischen Ausbeutung
geblieben, als gerade dieses. Um so freudiger ist es
zu begrüssen, dass sich einzelne vorurtheilsfreie Kory-
phäen der Forschung dadurch nicht abschrecken liessen
und trotz energischer Anfeindungen ihrer Berufs-
genossen ihre Ziele unentwegt verfolgten. Dadurch
machten sie der leidenden Menschheit ein neues Heil-
verfahren zugänglich, dessen vollen Werth zu erkennen
dem Ende unseres Jahrhunderts vorbehalten blieb.
Die fortschreitende Erkenntniss der Ursache der Erscheinungen des Somnambulismus und die von Tag
zu Tag sich mehrenden Entdeckungen auf diesem Gebiete lassen es als sicher annehmen, dass, obwohl ein
grosser Theil der Aerzte noch eine feindselige Haltung
bewahrt, dies doch nicht mehr lange wird dauern
können, umsomehr, als sich bereits jetzt schon bedeutende Capacitäten, wie Richet, Haidenhain, Preyer,
Beaunis, Forel, Bernheim, Krafft-Ebing etc., für
die Sache erklärt haben. So sehr man auch noch
zu Beginn der Achtziger-Jahre die Mehrzahl der von
glaubwürdigen Magnetiseuren geschilderten Phänomene

als unmöglich verwarf, sieht man sich nun doch gezwungen, an die Wahrheit bedeutende Zugeständnisse zu machen und Thatsachen, über die man vor Kurzem noch mit überlegenem Lächeln den Kopf geschüttelt hatte, als bestehend anzuerkennen. Doch ist dies nicht zu ändern. Jede Entdeckung, jede Neuerung hat die unglaublichsten Anfeindungen zu bestehen, bevor sie sich Bahn bricht, und gerade jene Personen, die am ärgsten gegen den Fortschritt gewüthet haben, sind es in der Regel, welche am eifrigsten fördern helfen, wenn ihr Widerstand einmal gebrochen ist.

Welche Kämpfe hatte die Einführung der Dampfmaschinen, der Gasbeleuchtung, des Telegraphen etc. zu bestehen, bevor es gelang, sie einzubürgern.

Wie geringschätzig hätte man noch vor 50 Jahren die Achseln gezuckt, wenn es sich Jemand hätte beifallen lassen zu sagen, dass man 1886 im Stande sein würde, die menschliche Stimme blitzesschnell vermittelst des Telephons auf meilenweite Entfernungen zu übertragen; oder dass es gelingen würde, den Vogel im Fluge auf der photographischen Platte festzuhalten.

Und doch sind dies im Vergleiche zu der Erkenntniss der somnambulen Zustände nur unbedeutende Erfindungen, die — obwohl grossartig an sich — bei weitem nicht berufen sind, derartige tief eingreifende Veränderungen wie letztere zu verursachen.

Die Frage des Menschenräthsels — wohl die höchste Frage, deren Lösung den menschlichen Geist beständig in Athem erhält — wird durch dieses Gebiet wesentlich berührt und erhält neue Anknüpfungspunkte, wie ihr beizukommen ist.

Das Verständniss des Somnambulismus birgt nicht nur eine Umwälzung des bestehenden medicinischen Systems in sich, sondern ist auch bestimmt, in das alltägliche Leben einzugreifen. Das Gebiet des Somnambulismus begreift nicht nur das der Medicin, Physiologie, Psychologie, sondern berührt auch die übrigen Zweige der Naturwissenschaften, die Philosophie, Religion, Rechtslehre, Pädagogik und noch viele andere Disciplinen.

Wohl dürfte es noch Jahre dauern und viele Arbeit kosten, bis es möglich sein wird, auf Grund der gewonnenen Erfahrungen das neue System, welches im Entstehen begriffen ist, fertigzustellen, doch lässt der Eifer, mit welchem gegenwärtig von den verschiedensten Seiten an der Erforschung des Somnambulismus gearbeitet wird, hoffen, dass nicht nochmals eine Pause in den bezüglichen Untersuchungen eintreten wird. Es sind bereits jetzt die beiläufigen Grundzüge einer Psychophysik fertiggestellt, welche die zwischen Physiologie und Psychologie bestehenden und nicht unbedeutenden Lücken auszufüllen bestimmt ist. Ferner hat die Psychologie durch die Erforschung der Gesetze der hypnotischen und der Wachsuggestion eine derartige Bereicherung und Vermehrung erfahren, dass man sich gezwungen sah, dies Wissensgebiet in zwei gesonderte Disciplinen: eine physiologische und eine eigentliche oder rationelle Psychologie zu trennen.

Wenn auch die von den Anhängern des alten Mesmer'schen Systems gehegten Erwartungen und Hoffnungen in Betreff der aus einer Erforschung des Somnambulismus sich ergebenden Neuerungen als etwas zu hoch gegriffen sich erweisen dürften, so sind doch die Einwürfe der Gegner dieser Disciplin gänzlich unhaltbar und müssen aus diesem Grunde auch allmählich verstummen.

Ein grosser Theil von Aerzten und Philosophen ist zur Erkenntniss gekommen, dass es Erscheinungen giebt, die den hypnotischen Zuständen sehr ähnlich, doch damit durchaus nicht zu verwechseln sind.

Doch dem sei wie ihm wolle, wenn an dieser Stelle auch von der zukünftigen Bedeutung der neuen Wissenschaft abgesehen werden mag, so sind doch die bisher festgestellten Thatsachen so interessant, dass es wohl nicht zwecklos sein dürfte, in leichtfasslicher Weise eine gedrängte Darstellung des Gegenstandes dem Leser zu bieten.

Dieser Aufgabe sollen nun nachfolgende Blätter gewidmet werden.

Der Stoff ist kein geringer. Hier soll aber nur das Wichtigste davon und das möglichst übersichtlich geboten werden.

Um diesem Vorsatze gerecht werden zu können, dürfte es gerathen sein, bevor wir zu dem eigentlichen Thema übergehen, vorerst eine kleine Sichtung des Stoffes vorzunehmen und die Art und Weise, in welcher hier darüber abgehandelt werden soll, festzustellen.

Wir werden das vorhandene Material in drei Hauptstücken und einem Anhang zu verarbeiten haben, und zwar wird das erste Hauptstück den Mineralmagnetismus und dessen Beziehungen zum menschlichen Körper und Hypnotismus, sowie eine geschichtliche Skizze des Somnambulismus zum Thema haben.

Der zweite Theil wird die Hypnotisirbarkeit, die
Hypnoskope, die hypnogenen Mittel und die Eintheilungen der hypnotischen Erscheinungen, mit besonderer
Berücksichtigung der hypnotischen Suggestionen, behandeln, während der dritte Theil die Besprechung
der Thatsachen des Somnambulismus zur Aufgabe hat.

Der Anhang endlich ist den wichtigsten Theorien
zur Erklärung des Hypnotismus und Somnambulismus
gewidmet. Darin kommen auch die Ergänzungen des
Stoffes zur Behandlung.

# I. Hauptstück.

1. Der mineralische Magnetismus und dessen Beziehungen zum menschlichen Körper.

2. Geschichtlicher Ueberblick.

# I.

# Der mineralische Magnetismus und dessen Beziehungen zum menschlichen Körper.

Die bekannte Eigenschaft des Magnetsteines, Eisen anzuziehen und festzuhalten, machte schon in den ältesten Zeiten diesen Körper zu einem Gegenstande eifriger, leider fruchtloser Bewunderung. Der erste Gebrauch, den man von der magnetischen Kraft machte, dürfte nach Plinius[1]) deren Anwendung zum Reinigen der Glasschmelzen gewesen sein. Im Uebrigen beschränkte man sich lange Zeit darauf, die eigenartigen Wirkungen des Magnets anzustaunen und zu bewundern, ohne an deren weitere praktische Verwerthung zu denken. Erst die Entdeckung, dass ein mit einem Magneterze in Berührung gewesenes Stück Eisen die Eigenschaft erlangt, wenn es freischwebend aufgehängt wird, eine bestimmte Stellung im Raume anzunehmen, gab den Anlass, die Kraft des Magnets bei See- und Landreisen zur Bestimmung der Himmelsgegenden zu benützen.

Aber nicht die beiden erwähnten Fähigkeiten allein waren es, die den Magnet im Alterthume zu einem gesuchten und geschätzten Gegenstand machten. Noch andere, vielfach übertriebene, theilweise sogar gänzlich unrichtige Eigenschaften bezüglich seines Einflusses auf den menschlichen Körper liessen ihn als werthvolles Mittel für die Heilkunde erscheinen. Wir finden in alten Werken den Magnet als Heilmittel äusserst häufig

---

[1]) Plinii hist. Nat. lib. 34, p. 667.

erwähnt. In dieser Hinsicht soll er hauptsächlich bei den Chaldäern, Aegyptern, Hebräern, sowie Indern und Chinesen in bedeutendem Ansehen gestanden haben. Besonders als blutstillendes und dann als nerven-beruhigendes Mittel war der Magnetstein sehr geschätzt. Von diesen beiden Wirkungen dürfte die erstere wohl nur den Eigenschaften der im Magnete reichlich ent-haltenen Eisensauerstoffverbindungen, letztere hingegen, wie wir im Folgenden sehen werden, thatsächlich einer besonderen Kraft des Magnets zuzuschreiben sein.

Aber nicht nur gute, sondern auch höchst ver-derbliche Kräfte sollten nach Anschauung mancher Naturkundigen dem Magnetstein innewohnen. So schreibt Abraham Ben Hannase[1]), dass der Dampf des pulverisirten und auf glühende Kohlen geworfenen Magnetsteines den Kopf verwirre und rasend mache, sowie dass Räuber sich dieser Eigenschaft des Magnets dazu bedienten, um ihre Räubereien unbelästigt durch-führen zu können.

Auch der französische Dichter Marbod erwähnt in seinen Dichtungen dieser Sage[2]) mehrfach.

Ein weiterer Aberglaube war, dass Wunden, die durch eine magnetisirte Waffe verursacht wurden, un-bedingt tödtlich seien.[3])

In erster Linie sollte aber der innerliche Gebrauch des Magnets bedenklich sein. So glaubte Sennert[4]), dass der Magnet, wie überhaupt alle Stoffe metallischer Natur, äusserst schädliche Wirkungen hervorbringe — wofern er zu lange im Körper bleibt.

Nach Santis Ardonyi[5]) sollte der Magnetstein vermöge seiner erdigen und trockenen Beschaffenheit

---

[1]) De lapidibus pretiosis.

[2]) Marbodaei Galli poetae vetustissimi de lapidibus pretiosis, Enchyridion 1531.

[3]) Plinius, lib. 34 de ferro.

[4]) Praxis Medica, lib. 6, part. 6, cap. 6.

[5]) Pisaniensis medici et philosophi opus de Venenis. Basil. 1562, cap. 22, pag. 131.

dem Herzen, der Leber und dem Gehirne gefährlich sein. Einige Abarten des Magnets sollten durch ihre Ausdünstung den Kopf einnehmen und dem Magen schaden. [1])

Sehr stark vertreten findet man die Behauptung, dass der Magnet Melancholie und Mondsucht erzeuge, ja unter Umständen Tollheit und Raserei verursachen könne. Anselmus Boëtius de Boot [2]) schreibt, dass die blosse Annäherung des Magnets an den Mund genüge, um die Sinne zu verwirren, böse Träume, Schwindel, Epilepsie und Schlagflüsse hervorzubringen.

Als Gegenmittel gegen die schädlichen Kräfte des Magnets wurden Goldfeilstaub und Smaragdpulver, sowie der Saft des Knoblauches in Anwendung gebracht.

Wenn aber auch dem Magnete vielfach schädliche Wirkungen beigelegt wurden, so ist doch die gegentheilige Meinung bei weitem verbreiteter. Daher war sein Gebrauch in der Medicin sehr ausgedehnt. [3]) Aber nicht allein natürliche, sondern auch magische Kräfte bei Liebeszauber und bei sympathischen Curen legte man dem Magnete bei. [4]) Besonders einer Art weissen Magnets, dem sogenannten Fleischmagnet »Aimant charnel«, welcher vermöge besonderer Porosität die Eigenschaft hatte, an Lippen und Zunge zu haften, glaubte man »per analogiam« eine anziehende Kraft auf das Fleisch zuschreiben [5]) zu dürfen. Deshalb fand er

---

[1]) Guillielmi Gilberti, Physiologia nova de magnete 1628, lib. 1, cap. 14.

[2]) Gemmar et Lapidib. histor. Lugduni Batav. 1647, cap. 252, lib. 2, pag. 460.

[3]) Paul Zacchias, Questiones medico-legales 1655, pag. 66, lib. 2, tit. 2, quest. 4 de Venenis.

[4]) Marbod loc. cit. — Orpheus libr. de Lapidibus. — Wolff, de Amuletis, 1692, cap. 2, sect. 1, pag. 374. Porta Magia nat. lib. 2, cap. 21.

[5]) Hieronymu. Cardanus, lib. I de subtilitat. Albertus Magnus, Matheus Silvaticus, in Pandectario, cap. 446, 1541.

auch als wichtiger Bestandtheil von Liebestränken sehr häufige Verwendung.

Zur Heilung von Wunden, Quetschungen, Brüchen etc. wurde der Magnet in den verschiedensten Formen, als: Salbe, Pflaster oder Streupulver, verwendet.[1] Auch gegen Vergiftungen[2] sollte er gute Dienste leisten. Eine Art desselben führte aus diesem Grunde sogar den Namen »Magnes venerorum«.[3]

Später beschränkte man sich nicht blos darauf, den Magnetstein selbst in verschiedenen Formen anzuwenden, sondern suchte dessen Kraft durch besondere Lösungsmittel auszuziehen. Hauptsächlich zur Zeit, als die Alchymie in ihrer Blüthe stand, wurden derartige Extracte vielfach hergestellt. Paracelsus[4] beschreibt mehrere Verfahren, die wirksame Kraft des Magnets, die sogenannte »Manna magnetis« zu gewinnen. Viele derartige Mittel sollen nach glaubwürdigen Quellen gute Erfolge hervorgebracht haben, doch dürfte dies wohl eher den medicamentösen Bestandtheilen derselben als einer Manna magnetis zuzuschreiben sein.

Die erste wissenschaftlich begründbare Anwendung des Magnets stammt aus einer viel späteren Zeit, als man ,es bereits gelernt hatte, verhältnissmässig starke künstliche Magnete zu erzeugen. Diese wurden nämlich von mehreren Aerzten dazu gebraucht, um kleine Eisensplitter aus Wunden herauszuziehen. Die Aerzte Morgagni[5], Fabricius von Hilden und Kerckring[6] waren die ersten, die sich des Magnets zu diesem Zwecke bedienten. Auch Camerarius und

---

[1] Platearius, Practica medica 1497, pag. 202.
Marbod Zwinger loc. cit. §§ 12, 15, 16.
[2] Joan Dan. Mylii, Basilica chimica 1618, lib. 4, cap. 18 de Magnete, pag. 376.
[3] Ephem. Nat. Curios. Dec. 1, A. VI et VII, pag. 28.
[4] Mylius, Paracelsus tom. 5, pag. 16.
[5] De sedib. et caus. morb. epist. 13, art. 21, 22. Patav. 1765.
[6] Observat. chir. cent. 5 obs. 21. Spicileg anatom. obs. 44.

Stocker erwähnen dieser Anwendung des künstlichen Magnets in der Chirurgie lobend.[1]) In dem Masse, als die Kenntniss der Natur und ihrer Kräfte vorschritt, geriethen die abergläubischen Hoffnungen, die man auf den Magnet gesetzt hatte, in Vergessenheit. Nachdem der Magnet aller Wunderkräfte beraubt war, erwartete man von ihm nur mehr solche Wirkungen, welche sich auf seine physikalischen Eigenschaften stützen konnten.

Nachdem aber das eine Extrem, den Magnet als Universalmittel gegen alles zu gebrauchen, überwunden war, verfiel man eine Zeitlang in das entgegengesetzte Extrem und sprach ihm kurzweg alle und jede directe Wirkung auf den menschlichen Körper ab.

Erst als im vorigen Jahrhundert die Elektricität als Heilmittel ihren Weg in die Medicin fand und man die Verwandtschaft der elektrischen und magnetischen Kräfte erkannte, wurde man neuerdings auf den Magnet aufmerksam und studirte dessen directe Einwirkung auf den menschlichen Körper. Nun griff man auf die Berichte älterer Schriftsteller zurück und fand, dass Streichen oder auch blosse andauernde Berührung mit dem Magnete bei verschiedenen Krankheiten mit Erfolg angewendet worden war. So beschreibt Petrus Borelli[2]), dass der Magnetstein, am Halse getragen, die Weiber von Mutterbeschwerden befreie, sowie dass durch Reiben oder Streichen mit dem Magnet Zahn-, Augen- und Ohrenschmerzen erfolgreich zu behandeln wären.

Paracelsus erwähnt mehrfach, dass der Magnet, in dieser Weise angewendet, nicht nur bei Krämpfen und Convulsionen, sondern auch bei solchen Nervenleiden gute Dienste leiste,[3]) welche, wie die Epilepsie, aus einem bestimmten Orte entspringen und

---

[1]) Sylloges med. arcan. Tub. 1683, cent. 8 par 32, pag. 565.
[2]) Observation. cent. Paris 1656, pag. 226. De periaptis obs. 36, cent 3, pag. 339. Scalpella Magica obs. 75, cent. 4.
[3]) Paratoxa, tom genuin 7 de Magnete, pag. 75. 1603.

sich von da mehr oder weniger rasch über den ganzen Körper ausbreiten. Er rechnet ferner Krankheiten hieher, die man »Fluxus« oder »Fluxiones« nannte, und behauptete, dass in solchen Fällen der Magnet im Stande sei, den Grundstoff der Krankheit anzuziehen und in seine natürliche Quelle zurückzuführen. Er rühmt den Magnet in Folge dessen als ausgezeichnet geeignet, sowohl lymphatische als auch Blutflüsse der Weiber zu stillen, und auch als äusserst wirksam bei Geschwüren, krebsartigen oder fistulösen Wunden. Den grössten Nutzen jedoch gewährt er als Hilfsmittel gegen Krämpfe, Epilepsie und Tetanus, da ein Anfall dieser Krankheiten durch rechtzeitige Anwendung des Magnets gänzlich verhindert, durch Application desselben während des Krampfanfalles aber letzterer bedeutend abgeschwächt und verkürzt wird.

Die beiden Pole des Magnets dachte sich Paracelsus in ihrer Wirkung nicht gleich. Nach seiner Ansicht sollte der eine Pol anziehen, der andere hingegen abstossen; letzterer wurde verwendet, um allzuheftigen Andrang der Säfte zu einem bestimmten Körpertheil abzuhalten, ersterer hingegen, um diese Säfte zu ihren Quellen zurückzuweisen. Paracelsus und dessen Zeitgenossen hatten sich bei ihren Arbeiten nur des natürlichen Magnets bedient, welcher äusserst schwierig in bestimmte passende Formen zu bringen und ausserdem von geringer Stärke war. Später aber, als man es verstand, starke künstliche Magnete zu erzeugen, wurden die Untersuchungen über die Heilkraft des Magnets bedeutend erleichtert, da man ihn beliebig geformt anwenden konnte.

Die eigentliche Erforschung dieser Wirkungen der magnetischen Kraft stammt ungefähr aus den Jahren 1760 bis 1764. Besonders war es der königlich grossbritannische Leibmedicus und Physicus in Göttingen, Klärich, der zahlreiche Versuche in dieser Rich-

tung angestellt hat. [1]) Hauptsächlich bei Zahn-
schmerzen soll sich der Magnet, wie Klärich bestätigt, als ausgezeichnetes schmerzstillendes Mittel
erwiesen haben.

Die Wirkung ist von der Stärke und Grösse der
Magnete abhängig. Die heilende Wirkung wächst
nicht immer mit der Stärke des Magnets. Klärich fand,
dass bei Zahnleiden die Anwendung von Magneten,
die etwa das Sechs- bis Siebenfache des eigenen Gewichtes trugen, die günstigsten Erfolge lieferte.

Wesentlich ist auch, dass kleinere Magnete von
starker magnetischer Kraft besser wirkten als grössere
von gleicher Stärke. Es scheint, dass bei ersteren ein
grösserer Ueberschuss an nicht vollkommen gebundenem
Magnetismus zur Wirkung gelangt als bei letzteren.
Aber auch die Form der Magnete ist nicht gleichgiltig. Die zum Streichen müssen von anderer Form
sein als solche, welche an den Körper angelegt werden.
Die letzteren sind in zwei verschiedenen Formen entweder als 1 Zoll lange, 1 Linie breite und $1^1/_2$ Linien
dicke Stäbchen oder als rundliche Plättchen in Gebrauch gestanden und wurden vermittelst Bänder am
Leibe festgebunden.

Folgende Figuren zeigen die gebräuchlichsten Formen der Magnete.

Je nachdem die Magnete als Halsbänder, Armbän-
der, Leibgürtel getragen wurden, bestanden sie aus 5, 10,
12 und mehr kleinen Stäbchen, welche, wie Fig. 1 versinnlicht, mit den ungleichnamigen Polen nebeneinander-
liegend in Leinwand oder schwarzen Sammt einge-
näht und mit Bändchen $bb_1$ an dem entsprechenden
Körpertheil festgebunden wurden. Die Platten, die
an runden Theilen des Körpers verwendet werden
sollten, waren oval und flach, mitunter aber auch
gewölbt.

---

[1]) Affich. et Annonc. féuille du 12 juin 1765, Gazette salutaire
1765, Nr. 18, und 1766, Nr. 15.

Die Magnete, welche an die Brust angelegt wurden, hatten die Form, die Fig. 2 zeigt.

Als Armschienen dienten zwei ovale Magnetplatten,

Fig. 1.

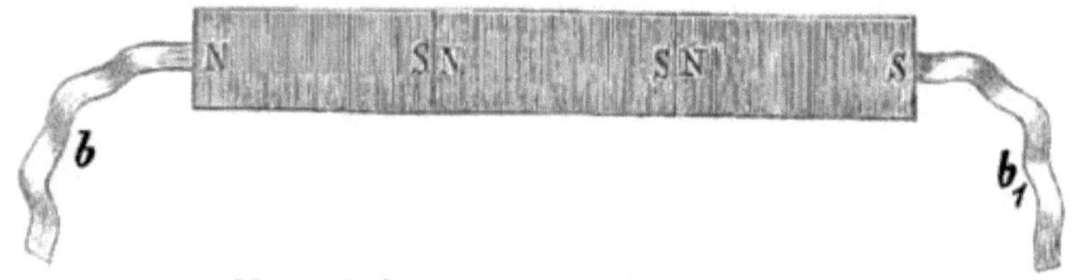

Magnetisches Armband oder Halsband.

Fig. 2.

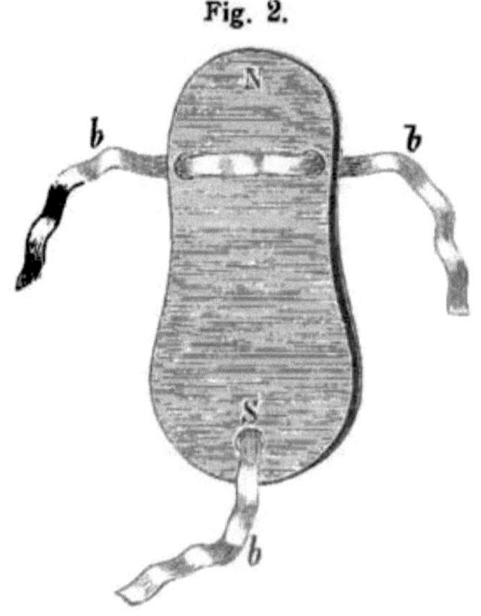

Magnetische Brustplatte.

die auf einem Bande angeheftet waren und so angebracht wurden, dass eine Platte vorne und eine rückwärts am Arme befestig war. Fig. 3 und 4.

Fig. 5 stellt einen Magnet von besonderer Form vor, der an den Fusssohlen unter den Zehen getragen wurde und gegen kalte Füsse von ganz besonderem Vortheile sein sollte.

Magnete zum Streichen hatten entweder die be-

Fig. 3.

Fig. 5.

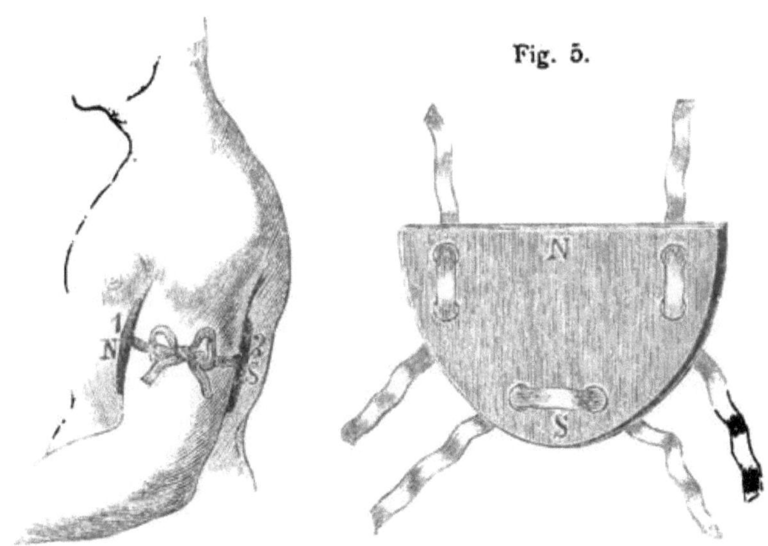

Magnetische Armschienen.    Magnet zum Anlegen an die Fusssohle.

Fig. 4.

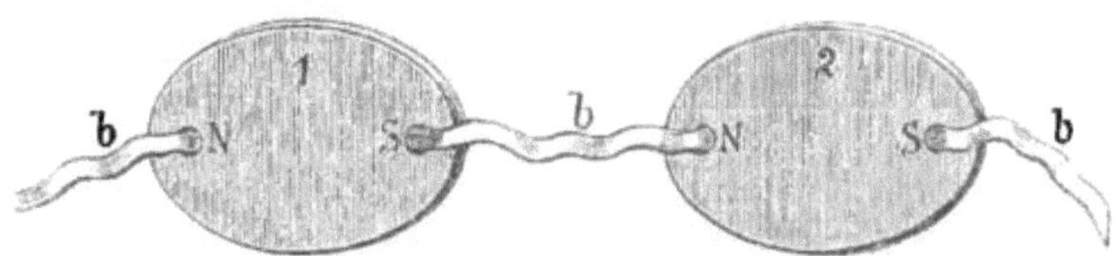

Magnetische Armschienen.

kannte Hufeisenform, waren dann in der Regel aus drei verschiedenen Lamellen zusammengesetzt und an den Polen abgeflacht, oder sie waren stabförmig und wurden als Einzelstäbe oder Stabbündel verwendet (Fig. 6, 7 und 8).

Der Hufeisenmagnet (Fig. 6 und 7) stellt einen solchen aus drei Lamellen bestehenden Streichmagnet vor. Lamelle 1, welche die dickste ist und längere Schenkel hat als 2 und 3, ist zwischen diesen beiden eingelagert und wird durch die Schräubchen $s$, $s$, $s$ in ihrer Lage festgehalten. Je besser die einzelnen Flächen der Lamellen geschliffen und aneinandergehalten sind,

Fig. 6.

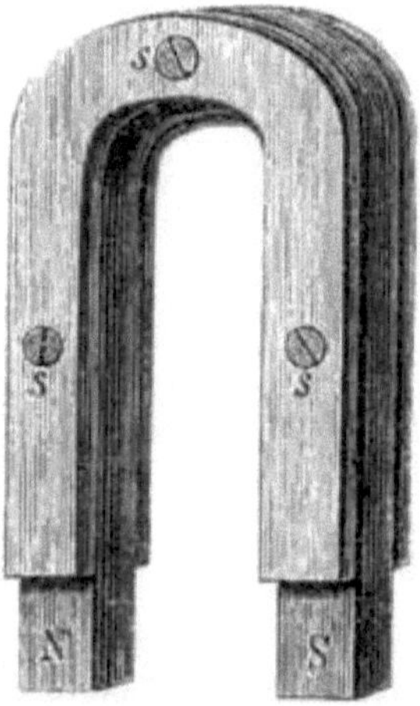

Fig. 7.

Fig. 8.

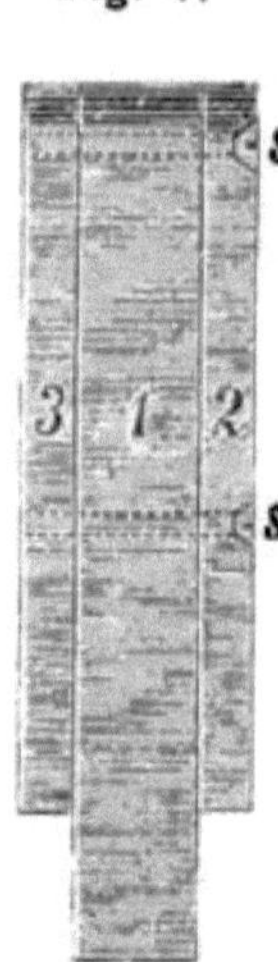

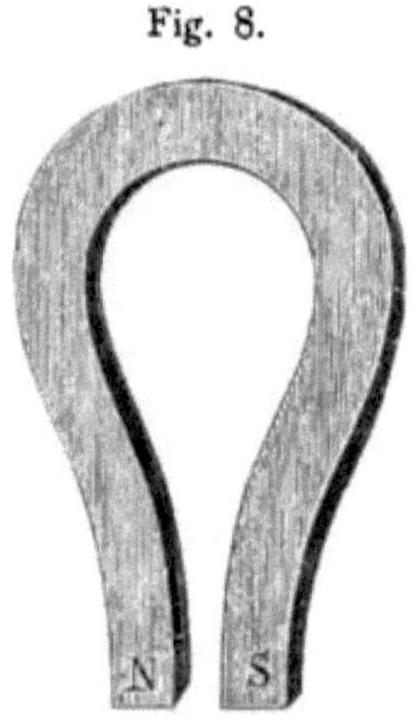

Starker Hufeisenmagnet zum Bestreichen des Körpers (Vorderansicht).

(Seitenansicht.)

Hufeisenmagnet zum Bestreichen des Körpers.

desto besser hält sich der Magnet und um so kräftiger ist seine Wirkung.

Auch die durch Fig. 8 dargestellte Form war für Streichmagnete sehr beliebt. Magnete zum Anlegen und Streichen bei Zahn- und Ohrenschmerzen hatten die nachstehende Form Fig. 9. Mit dem Nordende (dickeres Ende) gehalten, wurde das zugespitzte Ende, der Südpol, an den schmerzenden Zahn oder das Ohr angelegt und 10 bis 15 Minuten daselbst ruhen lassen.

Magnetbündel wurden mit Messing- oder Kupfer bändern zusammengehalten und hatten die durch Fig. 10 illustrirte Form.

Ausser diesen wenigen hier angeführten Formen

Fig. 9.

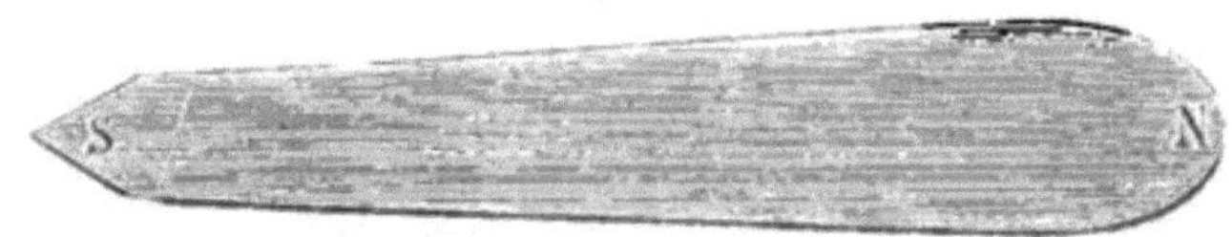

Magnet zum Anlegen an schmerzende Zähne, um den Zahnschmerz zu vertreiben.

waren noch verschiedene andere im Gebrauch. Besonders zeichnete sich der bekannte Wiener Jesuit Pater Hell durch Herstellung solcher verschiedenförmiger Magnete von starker Kraft aus.

Die Erfolge, die Klärich hatte, eiferte auch andere Forscher zu ähnlichen Versuchen an. Es liegen zahlreiche Berichte glaubwürdiger Aerzte über Heilung durch directe Einwirkung des Magnets vor.[1]

Zur Heilung von Augenkrankheiten machte der Arzt Christoph Weber ebenfalls von dem Magnete Gebrauch und spricht sich in einem besonderen Werke[2] sehr

Fig. 10.

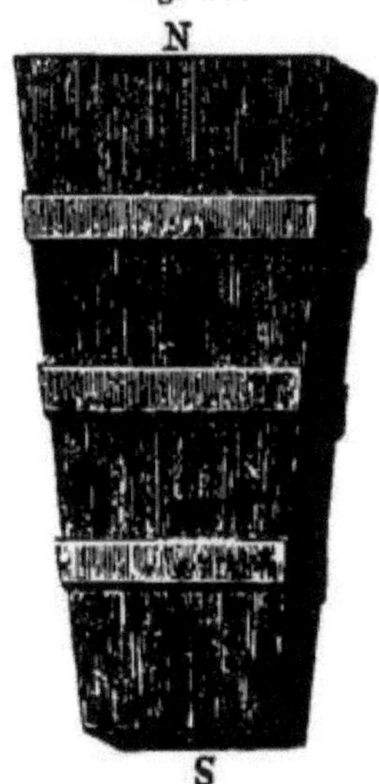


Magnetstabbündel zum Bestreichen des Körpers.

---

[1] Von Aken und Strömer, Gazette salut. 1766, Nr. 3; 1765, Nr. 24.

Affich. et Annonc. 7. Mai 1766, Nr. 19; 1. April 1722, Nr. 14; siehe ferner: Lettre anonyme de Pétersbourg sur la vertu de l'aimant artificiel pour la guérison des maux de dents. Gazette salut. 1765, Nr. 34.

[2] Die Wirkung des künstlichen Magnets gegen gewisse Augenkrankheiten, Hannover 1767.

anerkennend über dessen Wirksamkeit aus. — Trotzdem aber so vielfache, die Heilkraft des Magnets bestätigende Erfahrungen [1]) gemacht wurden, fand diese Heilmethode weniger Beachtung als sie verdiente.

Als Förderer dieser Curart verdient auch der Wiener Arzt Mesmer, der Entdecker des sogenannten thierischen Magnetismus, genannt zu werden, da er, bevor er seine lebensmagnetische Theorie aufstellte, die Behandlung mittelst künstlicher Magnete in ein gewisses System brachte. Mesmer legte weniger auf die Form als auf die Applicationsweise der Magnete Werth und begründete dies durch eine eigene Hypothese. Er nahm an, dass alle und jeder Himmelskörper auf sämmtliche belebte Wesen, so auch auf den Menschen dieselbe Wirkung ausübten, welche sie unter sich und auf alle sublunarischen Körper hätten, und dachte sich eine magnetische Materie als den Vermittler dieses Einflusses. Mesmer hielt diese Materie wegen ihrer besonderen Freiheit und ihrer Verwandtschaft mit den in den Nerven kreisenden magnetischen Strömungen für besonders geeignet, auf die Nerven direct einzuwirken. Jede Erkrankung des Organismus erklärte Mesmer für eine Gleichgewichtsstörung der magnetischen Harmonie im Körper und sah in der äusserlichen magnetischen Einwirkung ein vortreffliches Mittel. durch Erzeugung eine Art magnetischer Ebbe und Fluth die gestörte Harmonie wieder herzustellen. Als vorwiegend zu diesem Zwecke geeignet betrachtete Mesmer die künstlichen Magnete, ohne irgend einen Unterschied bezüglich der Wirkung in ihrer Polarität anzunehmen. Mesmer hat viele günstige Erfolge mit

---

[1]) Siehe noch: Gesner, Schwaben zur Arzneygelahrtheit. Nördlingen 1767 b; Berliner Magazin, Bd. 4, Berlinische Sammlungen zur Beförderung der Arzney Wissenschaft, Berlin 1770, zwei Theile.

De Magnetismo in corpore humano, Lips. 1772; Spielmann, Lips. 1772.

Allgemeine deutsche Bibliothek, Bd. 26, Thl. 2, S. 188.

der magnetischen Behandlung nach seinem System erzielt[1]) und durch seine Publicationen vielfach zu bezüglichen Untersuchungen angeregt.

Hauptsächlich die Aerzte Nuzer[2]), Deimann, Bolten[3]), Heinsius[4]), Hemman[5]), de Harsu[6]), d'Aquir, de la Condamine[7]) nahmen Mesmer's Versuche auf und bestätigten den Nutzen der magnetischen Behandlungsweise.

Weiters wäre noch Le Noble zu nennen, der durch ein besonderes Verfahren äusserst starke künstliche Magnete herzustellen verstand und mit ihnen ebenfalls Heilversuche machte.[8])

Le Noble's Publicationen gaben die Veranlassung, dass die königliche Gesellschaft der Arzneikunst die Herren Andry und Manduyt — der dann durch Thouret ersetzt wurde — zu eingehenden Studien über die Heilungen durch künstliche Magnete delegirte.

Diese gaben ihr Gutachten zu Gunsten einer besonderen Heilwirkung der magnetischen Kraft ab und zogen folgende vier Möglichkeiten einer Einwirkung

---

[1]) Siehe: Gazette salutaire 1757, Nr. 14, 15, 18; Journal encyclop. 1776, p. 512. Dict. de Phys. du père Paulian, vol. 1, p. 75. Mémoires sur la découverte du magnetisme animal, Genève 1779.

[2]) Beschreibung eines mit dem künstlichen Magnete angestellten medicinischen Versuches. Hamburg 1675.

[3]) J. J. Bolten, Dr, Nachricht von einem mit dem künstlichen Magnete gemachten Versuch in einer Nervenkrankheit. Hamburg 1775.

[4]) H. A. Heinsius, Beiträge zu den Versuchen, welche mit künstlichen Magneten in verschiedenen Krankheiten angestellt worden sind. Leipzig 1776.

[5]) Medicinisch-chirurgische Aufsätze. 1. Abhand'ung. Berlin 1778.

[6]) Recueil des effets salutaires de l'aimant dans les maladies. Genève 1782.

[7]) Observationes sur la vertu de l'aimant contre le mal de dents, »Journal de Médecine«, Sept. 1767, pag. 265.

[8]) Avis au Public de M. l'abbé le Noble 1771, 19. Oct. 1772, 2. Aug. 1773.

auf den menschlichen Körper bei Berührung mit Magnete in Betracht.

1. Die erste Ursache einer Empfindung kann der Druck und die Berührung des angelegten Magnets sein;

2. als gewöhnliche Wirkungsursache muss der Eindruck betrachtet werden, den die Kälte des Magnetstahles hervorbringt;

3. die Rostbildung, die bei langer Zeit am Körper getragenen Magneten auftritt, in Folge dessen Eisensalze von der Haut aufgesogen werden, und endlich

4. lässt die bekannte Kraft, die der Magnet auf das Eisen ausübt, auch eine Einwirkung auf den thierischen Organismus muthmassen, da ja in den Säften des Körpers, insbesondere im Blute, eine nicht unbedeutende Quantität von gelöstem Eisen in Form verschiedener Salze vorhanden ist.

In Folge der eigenen Untersuchung kamen Andry und Thouret zu folgenden Schlüssen:

1. »Man kann dem Magnet, als Amulet getragen, eine wesentliche und heilsame Wirkung nicht absprechen.«

2. »Diese Wirkung hängt im Magnete keineswegs von solchen Eigenschaften ab, die er mit anderen Körpern gemein hat, und durch welche die Anlegung der magnetischen Stücke eine allgemeine oder gemeinschaftliche Wirkung auf den thierischen Organismus äussern kann; dergleichen sind der Eindruck der Kälte, des Druckes, der Berührung, des Reibens, wenn die magnetischen Platten auf die blosse Haut gelegt und fest aufgebunden werden.«

3. »Die Wirkung des Magnets ist ebenso von der die er als eisenartige Substanz auf den menschlichen Körper haben kann, sowie auch von der unterschieden, die er vermittelst der anziehenden Kraft auf das Eisen hat, obgleich sie mit dieser letzteren einerlei Grundursache zu haben scheint, weil die er-

wähnte Wirkung augenscheinlich in eben dem Verhältnisse schwächer und wieder stärker wird, in welchem die anziehende Kraft oder die Wirkung auf das Eisen ab- oder zunimmt.«

4. »Diese Wirkung des Magnets kann eine unmittelbare und directe Wirkung der magnetischen Materie auf unsere Nerven sein, auf die sie einen ebenso gewissen Einfluss als auf das Eisen zu haben scheint. Indessen scheint sie doch auf die Fasern, auf die Säfte und auf die Eingeweide keinen unmittelbaren und besonderen Einfluss zu besitzen.«

5. »Vermöge dieser Wirkung scheint der Magnet nicht zu der Cur derjenigen Krankheiten, deren Ursache allein in den Säften liegt, oder die organisch und materiell ist, sondern nur in jenen Krankheiten zuträglich zu sein, in welchen die Nerven allein oder doch vorzüglich leiden.«

6. »Die Krankheiten dieser Art, in welchen der Magnet vorzüglich dienlich ist, sind nicht die, welche von einem Mangel der Nervenkraft herrühren, sondern vielmehr solche, die eine widernatürlich vermehrte und erhöhte Wirkung der Nerven zu ihrer Ursache haben, dergleichen die Krämpfe, die Convulsionen und die sehr heftigen Schmerzen sind.«

7. »In diesem Betracht kommt der Magnet ganz natürlich in die Classe der krampfstillenden Mittel, die dadurch einen ebenso beträchtlichen Zuwachs erlangt haben, als wie die Classe der reizenden, eröffnenden oder stimulirenden Mittel durch die Elektricität erhalten hat; besonders aber scheint er zu der Gattung zu gehören, welche die tonischen oder die eigentlich sogenannten krampfstillenden Mittel unter sich begreift.«

8. »Die krampfstillende und unmittelbar auf die Nerven gerichtete Wirkung des Magnets scheint nur palliativ zu sein. Da aber keine Gründe vorhanden

sind, aus denen man darthun könnte, dass sie nicht curativ werden kann, da selbst die Wirksamkeit, die man dem Magnete zugesteht, nicht einzig und allein unmittelbar auf die Nerven geht und nur krampfstillend sein kann; da die Nichtigkeit einer jeden anderen Wirkung des Magnets, besonders einer reizenden, eröffnenden Kraft, einer solchen, die auf die Säfte oder Materie wirkt, nicht ganz völlig erwiesen ist, so folgt hieraus, dass sehr viel daran gelegen sei, die Untersuchungen über diesen Gegenstand fortzusetzen und die Versuche zu wiederholen.«

9. »Da auch die magnetische Curmethode selbst verschiedener Grade der Vollkommenheit fähig zu sein scheint, so ist dieses ein neuer Grund, sich Mühe zu geben, selbige besser einzurichten, und sie in allen ihren Wirkungen und unter allen ihren Beziehungen zu beobachten.«

10. »Wenigstens kann auch, wenn man sich nur auf die gegenwärtige Methode einschränkt, der Nutzen des Magnetismus in der Arzneikunst nicht verkannt und streitig gemacht werden.«

11. »Es hat also der Magnet ein anderes Wirkungsvermögen auf den menschlichen Körper als das, welches in seiner eisenartigen Natur, in der Wirkung, vermittelst der er das Eisen an sich zieht, oder auch in vielen anderen Eigenschaften, die ihm der Hang zur Empirie beigelegt hat, zu suchen ist; und es hat das Ansehen, als wenn er in der Arzneikunst, sowie in der Naturlehre, wo nicht einen so ausgebreiteten, doch wenigstens ebenso wesentlichen Nutzen leisten werde, ob man gleich ohne Zweifel nicht alle Wunder, die von ihm erzählt worden sind, für ausgemachte Wahrheiten halten darf, und man von den Lobsprüchen, die man an ihm verschwendet, sehr viele als unverdient erklären kann.«

Trotz dieses 1779[1]) veröffentlichten Gutachtens und anderer zahlreicher für die Wirksamkeit der magnetischen Behandlung sprechenden Publicationen, vernachlässigte man dieses Gebiet und es sind bis in die jüngsten Tage keine bedeutenden Arbeiten nach dieser Richtung zu verzeichnen.

Die wenigen Veröffentlichungen aus der ersten Hälfte unseres Jahrhunderts von Becker[2]), Schnitzer, Bulmering, Keil[3]) blieben vereinzelt und unbeachtet, und erst seit den Fünfziger-Jahren macht sich neuerdings eine Bewegung zu Gunsten des mineralischen Magnetismus als Heilmittel bemerkbar.

Als wichtig und für den Physiologen von bedeutendem Interesse — obwohl nicht in das eigentliche Gebiet der Magnetheilkunde einschlagend — müssen hier noch der Untersuchungen und Schriften des Dr. Phil. Freiherrn von Reichenbach erwähnt werden.

So wenig richtig auch Reichenbach's Od-Theorie sein mag, so sind doch dessen Untersuchungen über die directe Einwirkung starker Magnete auf die Sinnesorgane besonderer Personen, die er Sensitive nennt, als höchst wichtig und bedeutsam nicht zu übersehen.

Die Ergebnisse dieser Untersuchungen, die Reichenbach mit seltener Ausdauer und Umsicht durchgeführt hat, sind in mehreren kleineren Abhandlungen[4]) und seinem zweibändigen Hauptwerke[5]) niedergelegt. Ein eingehendes Studium dieser Schriften ist

---

[1]) Mémoires de Médecine et de Physique médicale der königl. franz. medic. Société. Band III, pag. 531. Paris 1782.

[2]) Der mineralische Magnetismus und seine Anwendung in der Heilkunst. Mühlhausen 1828.

[3]) Der mineralische Magnetismus in physikalischer, physiologischer und therapeutischer Beziehung. Erlangen 1846.

[4]) Odisch-magnetische Briefe. 1. Reihe. Stuttgart 1856. Aphorismen über Sensitivität und Od. Wien.

[5]) Der sensitive Mensch und dessen Verhalten zum Ode. Stuttgart und Tübingen.

nicht nur dem Naturforscher, sondern auch dem Arzte auf das wärmste zu empfehlen.

Es mag an dieser Stelle auch auf die Versuche Prof. Barrett's in London hingewiesen werden, der darüber mehrere interessante Aufsätze veröffentlicht hat, die in deutscher Uebersetzung in der Zeitschrift »Sphinx« erschienen sind. Barrett experimentirte mit einem grossen Elektromagneten, den man nach Belieben und ohne dass es die Versuchspersonen merken konnten, zu magnetisiren und zu entmagnetisiren im Stande war. Viele der Versuchspersonen — die mit Reichenbach als Sensitive zu bezeichnen wären — behaupteten, so oft der Strom geschlossen und somit das Eisen magnetisirt wurde, Lichterscheinungen in Form leuchtenden Rauches über den Magnetpolen wahrzunehmen, dadurch erscheint wohl unwiderleglich der Beweis dafür erbracht, dass es Personen giebt, deren Sinne für magnetische Einflüsse nicht unempfindlich sind. Uebrigens wird von praktischen Elektrotechnikern häufig erzählt, dass sie in Räumen, worin sich starke Magnete befinden, eigenthümlich unangenehm beeinflusst werden und daselbst nicht einschlafen können.

Man hat in den letztverflossenen Jahrzehnten die Thatsächlichkeit eines directen magnetischen Einflusses auf den thierischen Organismus auch sonst vielfach als bestehend anerkannt und auch versucht, diese Erscheinung auf Grund physiologischer Gesetze zu erklären, ohne jedoch zu einem allseitig befriedigenden Ergebniss gelangt zu sein. Die Aufschlüsse, welche die Arbeiten von Pflücker, Faraday, Feilitzsch, Holtz, Clemens, Hofrath Dr. von Stein u. A. über Diamagnetismus und diamagnetische Stoffe im thierischen Organismus gegeben haben, stellen eine Art der magnetischen Einwirkung ausser jede Frage, nämlich jene, die auf magnetischer Anziehung und Abstossung beruht. Es bleiben aber noch andere beglaubigte Thatsachen, die durch diese Wirkungsweise des Magnets nicht zu erklären sind und daher eine directe Einwirkung auf die elektrischen Nervenströme annehmen lassen. Man hat sich bisher gescheut, diesen Erscheinungen näher zu treten, da man durchaus keinen Anknüpfungspunkt fand, von dem aus eine Theorie dieser magnetischen Wirkungsweise zu begründen gewesen wäre. In den letzten Jahren aber, d. h. seit man den Erscheinungen des sogenannten thierischen Magnetismus und des Somnambulismus nähergetreten ist und auch deren innigen Zusammenhang mit denen des natürlichen Magnetismus erkannt hat, scheut man nicht mehr eine Lösung dieser wichtigen Frage auf dem einzig richtigen, nämlich dem experimentellen Wege anzubahnen.

Dr. Clemens, der ebenfalls zahlreiche Versuche mit Stahl- und mit Elektromagneten von den verschiedensten Formen angestellt hat, erklärt, besonders bei Hysterie sehr günstige Erfolge erzielt zu haben.

Dr. Clemens benützt zu Heilzwecken meist hohle Elektromagnete, die, je nachdem auf ein Glied des Körpers oder auf diesen selbst eingewirkt werden soll, hohl bleiben oder mit isolirten (lackirten) Drahtstückchen angefüllt werden.

Im ersterem Falle wird der Arm oder Fuss mit einer Kautschukhülle, zwischen welcher und dem Gliede irgend eine Eisenlösung gefüllt wird, in den Hohlmagnet hineingesteckt und dann der Strom geschlossen.

Will man auf den Körper selbst einwirken, so werden diese mit Eisendrahtstücken gefüllten Hohlmagnete entweder an die leidende Stelle angehalten oder es wird damit gestrichen.

Clemens unterscheidet zweierlei Anwendungsarten des Magnets:

1. den constanten magnetischen Strom, wobei der Magnet constant mit gleicher Stärke einwirken gelassen wird, und

2. den sogenannten magnetischen Stoss, der durch rasches Unterbrechen und Schliessen des die Windungen des Elektromagnets durchfliessenden Stromes hervorgebracht wird. Diese beiden Fälle betrachtet Clemens als Analoga der Elektrisirung durch geschlossenen und unterbrochenen Strom.

Ferner wendet dieser Arzt einen ununterbrochenen magnetischen Strom, der in raschen magnetischen Intermissionen besteht, und magnetische Bestreichung

Fig. 11.

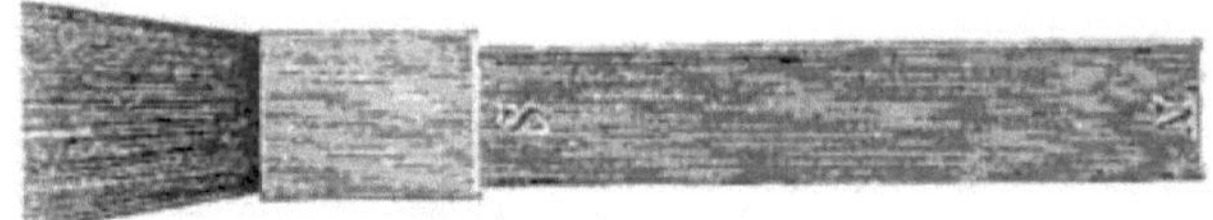

Magnetischer Pinsel.

des Körpers durch Bepinselung nach Art der Faradisation mit besonders construirten magnetischen Pinseln an.

Diese werden in der Art hergestellt, dass über den Magnet eine kurze Hülse aus Weissblech geschoben wird, die einen aus Fischotterhaaren und dünnem Stahldraht bestehenden kurzen Pinsel trägt (Fig. 11). Dieser Pinsel wird vor dem Gebrauche in eine Eisenlösung getaucht und dann die zu beeinflussende Körperstelle damit bestrichen.

Bei Anwendung der Hohlmagnete führt Clemens an, dass die Personen, die auf diese Art der magnetischen Einwirkung unterzogen worden sind, oft schwache unbestimmte Empfindungen wahrzunehmen angaben.

Diese Wirkung des Magnets, welche in letzter Zeit an Hand besonderer Apparate studirt worden ist, wer-

den wir an späterer Stelle eingehender zu betrachten
Gelegenheit haben.

Hier muss noch eine besondere Einwirkung der magnetischen Kraft auf den kranken Körper erwähnt werden.

Als vorwiegend empfänglich für den magnetischen
Einfluss erweisen sich — ausser den sogenannten
Sensitiven — Personen, die mit besonderen Nervenleiden behaftet sind, und zwar hysterische und
epileptische Individuen. Solche Kranke sind für die
blosse Annäherung mässig starker Magnete derart
empfindlich, dass sie deren Einwirkung auf zwei bis
drei Meter Entfernung wahrnehmen. Besonders die
Rückengegend längs der Wirbelsäule reagirt gegen den
Magnet. Bei den vorerwähnten Kranken ist einfaches
Streichen mit Hufeisenmagnet oder den Clemens-
schen magnetischen Pinseln ausreichend, um die hef-
tigsten Schmerzen verschwinden zu machen und nervöse
Aufgeregtheit Hysterischer zu beruhigen.

Eine weitere interessante Erscheinung ist die des
sogenannten magnetischen Transferts. Nähert man nämlich an halbseitig anästhetische Hautstellen oder gelähmte
Körperstellen solcher Patienten Magnete, so verschwindet
nach wenigen Minuten die Unempfindlichkeit oder Unbeweglichkeit jener Stellen, um auf die entsprechende Stelle
der anderen Körperhälfte überzugehen. Dieser Uebergang oder Transfert vollzieht sich successive, d. h. in
demselben Masse, als der bestehende Zustand auf der
vom Magnete beeinflussten Stelle verschwindet, tritt er
an der entgegengesetzten Stelle ein. Wird der Magnet
entfernt, so tritt langsam von selbst wieder der ur-
sprüngliche Zustand ein.

Während des Transferts selbst haben die dem mag-
netischen Einflusse ausgesetzten Personen eine leise
Schmerzempfindung im Kopfe in der Gegend des
Hinterhauptloches.[1])

---

[1]) Weiteres siehe in dem Abschnitte »Der Transfert«.

Dieselbe Erscheinung des Transferts tritt bei Auflegen von Metallstücken auf die kranke Stelle für den enge begrenzten Umkreis, in welchem die Berührung stattfindet, ein. Man war ursprünglich geneigt, den magnetischen Transfert auch nur auf reine Metallwirkung zurückzuführen. Weitere Versuche haben aber gezeigt, dass die Wirkung nur dann eintritt, wenn die Magnetpole angenähert werden, bei Annäherung der indifferenten Stellen des Magnets hingegen jede Wirkung ausbleibt.

Jedenfalls ist der magnetische Transfert ein weiterer ausschlaggebender Beweis dafür, dass dem Magnete ausser den Wirkungen, die eine Folge seiner anziehenden und abstossenden Kräfte sind, auch eine directe physiologische Einwirkung auf den thierischen Organismus zukommt.

Es giebt anscheinend ganz gesunde Personen, die gegen Magneteinwirkung so sensitiv sind, dass sie unbehagliche Empfindungen, ja selbst Schmerzen im Rückgrate wahrnehmen, wenn sie — selbst ohne davon zu wissen — mit dem Rücken einem starken Magnete zugekehrt sind; sie suchen willkürlich aus diesem Grunde eine veränderte Stellung einzunehmen.

Interessant ist ferner die Thatsache, dass Körperstellen, die neuralgisch waren, gegen den Magnet empfindlich sind. Nähert man nämlich einer solchen Stelle — wenn die Neuralgie auch schon seit Monaten geheilt ist — einen Magnet, so treten an diesen Stellen für die Dauer der magnetischen Einwirkung den neuralgischen ähnliche Schmerzen auf.

Aus all dem Gesagten geht hervor, dass die so lange angezweifelte und angefeindete directe magnetische Einwirkung auf den thierischen Körper besteht und zu Heilungen mancher — hauptsächlich nervöser — Leiden geeignet erscheint.

———————

## 2.

# Geschichtlicher Ueberblick.

Jene eigenthümlichen Zustände, die man mit dem Namen hypnotischer oder somnambuler Phänomene zu bezeichnen gewöhnt ist, sind keineswegs, wie so häufig irrigerweise behauptet wird, erst seit Mesmer's Entdeckung des sogenannten »thierischen Magnetismus« oder seit Braid's Entdeckung des »Hypnotismus« bekannt; es finden sich im Gegentheile schon in den Ueberlieferungen der ältesten Culturvölker Stellen, die unwiderleglich beweisen, dass die fraglichen Erscheinungen den Priestern der alten Aegypter, Inder, Römer etc. nicht nur vertraut waren, sondern dass sie diese Zustände willkürlich hervorzurufen und für ihre Zwecke auszunützen verstanden

Es sei hier nur darauf hingewiesen, dass die Berichte, die uns über die religiösen Ceremonien bei den alten heidnischen Völkern vorliegen, es als sicher annehmen lassen, dass die hypnogenen Manipulationen sehr häufig angewendet wurden, um einzelnen Personen in Somnambulismus zu versetzen und deren im ekstatischen Zustande gegebenen Aeusserungen als direct von der Gottheit inspirirte Wahrheit dem Volke zu verkünden.[1]  Hiebei wurden entweder Kinder oder

[1] Näheres vide: F. A. Wolff, Beitrag zur Geschichte des magnetischen Somnambulismus aus dem Alterthume. Berliner Monatsschriften, 1787, September.

J. F. A. Kinderburg, Der Somnambulismus unserer Zeit mit der Incubation etc. in Vergleich gestellt. Dresden und Leipzig 1788.

Jungfrauen durch die Orakelpriester¹) somnambul gemacht, wie dies z. B. im berühmten Orakeltempel zu Delphi der Fall war, oder es versetzten sich auch die Priester selbst durch Anwendung besonderer Mittel in Ekstase, um dann als Erleuchtete zum Volke zu sprechen.

Mit der Verbreitung des Christenthums hörten die Gottheiten auf, durch den Mund der Priester ihren Willen zu verkünden, jedoch die Anfälle von Somnambulismus blieben, und man begann nun diese Erscheinungen einem Besessensein durch Dämonen zuzuschreiben. Die Fähigkeit mancher Somnambulen, Wunderheilungen zu verrichten, Vergangenes und Zukünftiges zu erkennen, ihren Körper gegen Martern jeder Art unempfindlich zu machen, wurde nun durch Annahme eines Einflusses höllischer Mächte erklärt und die Besessenen durch Vornahme besonderer Beschwörungen von ihren Leiden zu heilen gesucht.

Im Mittelalter, als der Teufelsglaube²) in seiner höchsten Blüthe stand, begnügte man sich nicht mehr damit, ein Besessensein durch den Teufel oder Dämonen

Ael. Aristides orationes sacrae graece et latin, interprete Guillantero. Oliva 1604.

C. A. König, diss. de Aristides incubatione adjectis adnotationibus physiologicis. Jenae 1818.

Annales du magnet, animal. Paris 1816. — J. v. Hammer, Fundgruben des Orients, V. Bd.

¹) C. Pencer, de praeogener divinat. Wittel. 1560. — Plutarchi, Chaeronaei de defect. oracul. — Bibliothèque du magnet. animal V. Paris 1818.

Von den Ahndungen und Visionen. Leipzig 1778.

Alcorani textus universis etc. Ludovico, Marracio, Patavii 1698.

A. v. Dale. de origine ac progressa idolatriae etc. Amstelod. 1696.

Pierre Petit de Sibylles.

Cicero de divinatio § 49 I. — Plinii hist. nat. I.

²) Casp. Westphali pathologia daemoniaca. Lips. 1707.

Recherches sur ce qu'il faut entendre par les démoniaques dont il est parlé dans le nouveau testament. Par T. P. A. P. O. A. J. T. C. O. S. Traduites de l'anglais. A. Arnheim 1753.

anzunehmen, sondern es wurden die Somnambulen als Hexen bezeichnet,[1]) des Bundes mit dem Teufel bezichtigt und allenthalben verfolgt und ausgerottet. In dieser Zeit artete der Somnambulismus auch häufig in besondere Wahnsinnsformen aus, wie der Vampyrismus, Lycanthropismus, Lamismus u. s. w. beweisen.

Auch in religiösen Irrsinn ging Somnambulismus über. Hierher sind in erster Linie die Convulsionäre in Frankreich (von Nantes, Chambray und Auxonne, dann vom Théàtre sacré des Cevennes, von Nimes, vom Grabe des Abbé Paris etc.) zu zählen.

Aber auch zahlreiche Wunderthäter betraten in jenen Tagen den Schauplatz. Als die bedeutendsten derselben sind der Irländer Greatrakes und der Exmönch Gassner zu nennen.

Valentin Greatrakes, ein vornehmer Irländer, Officier, erfuhr eines Tages (1662) durch eine Offenbarung, dass ihm von Gott die Gabe zu Theil geworden sei,

---

J. S. Semler, Umständliche Untersuchung der dämonischen Leute etc. Halle 1762.

C. C. Eschenbach, scripta medico biblica. Rostalni 1779.

Perty, Die mystischen Erscheinungen der menschlichen Natur. Genf.

J. F. Rübel, Physische Abhandlung von der Gewalt des Teufels in die Körper. Nürnberg 1751.

Kieser's Archiv, VIII. Bd., VI. Bd. — J. v. Meyer, Blätter für höhere Wahrheit. Frankfurt a. M. 1820.

[1]) Malleus maleficorum de Lamiis et Strigibus et Sagis allisque magis et daemoniacis eorumque arte, et potestate, et poena. Francof. 1600.

J. C. Fromann, tractatus de fascinatione novus et singularis. Norimb. 1675.

Thomas Erastus, de Lamiis et Strigibus 1577.

Balth. Boker, de betooverde werreld in voor Books. Amsterdam 1691

G. C. Horst, Dämonomagie oder Geschichte des Glaubens an Zauberei und dämonische Wunder, mit besonderer Berücksichtigung des Hexenprocesses etc., 2 Thle., Frankfurt a. M. 1818, und dessen Zauberbibliothek, Mainz 1821.

Weiters Perty's spätere Schriften.

Krankheiten zu heilen. Er versuchte es und verrichtete in der Heilung von Scrofeln und Geschwüren durch blosses Handauflegen wahre Wunder. Eine spätere Offenbarung verkündete ihm, dass er auch die Macht habe, andere Leiden auf dieselbe Weise zu beheben. Als sich dies als wahr erwies, wurde sein Ruf ungeheuer und er sah sich von Kranken überfluthet. Bei seinen Heilungen traten oft jene schrecklichen Krampfanfälle auf, welche die Mesmerische Schule als »heilsame Krisen« bezeichnete.

Im Jahre 1700 machte der Schwabe Gassner, ein Exmönch, durch ähnliche Curen viel von sich reden. Er durchzog Schwaben, die Schweiz und Tirol und setzte sich endlich in Regensburg fest. Der Zulauf zu ihm war an diesem Orte so gross, dass 10.000 Hilfesuchende dort zusammen kamen. Da im Orte selbst zu wenig Raum war, musste die Mehrzahl derselben in Zelten am Felde wohnen.

Aus späterer Zeit wäre noch der Zuave Jakob zu nennen, der während weniger Jahre in Frankreich Tausende von Wundercuren verrichtete.

Auch in unseren Tagen treten noch ähnliche Wunderthäter auf. Diese sind hauptsächlich in England und Amerika heimisch, geniessen jedoch im Allgemeinen als sogenannte »spiritistische Heilmedien« keines besonderen Ansehens.

Erst vor wenigen Monaten standen zwei derartige »wilde Doctoren« vor Gericht. Frau Eleonore Schaffarick, die sogenannte »Wunderdoctorin von Hernals« (bei Wien) und ein Bauer aus Dorlisheim als »Schlofer von Dorlisheim« bekannt. Sie wurden wegen »Curpfuscherei« verurtheilt, obwohl ihnen thatsächlich zahlreiche Wundercuren durch glaubwürdige Zeugen nachgewiesen werden konnten.

Wenn aber auch die somnambulen Zustände und die Methoden zur Hervorrufung derselben schon seit den ältesten Zeiten bekannt waren, so fällt doch der

erste Versuch [1]) einer systematischen Behandlung und
Auffassung derselben in die Mitte des 18. Jahrhunderts,
als der vielgelobte und ebenso angefeindete Arzt
Mesmer [2]) durch Veröffentlichung seiner Entdeckung
des thierischen Magnetismus die Aufmerksamkeit der
gesammten gelehrten und ungelehrten Welt auf diese
Erscheinungen lenkte.

Mesmer's System des thierischen Magnetismus
gründet sich auf der Annahme eines allverbreiteten allgemeinen Fluids, dessen Bewegungen nach noch unbekannten Naturgesetzen vor sich gehen und welches
gegenseitige Beziehungen zwischen den irdischen und
den Himmelskörpern vermittelt.

Dieses imponderable Fluid, das alle möglichen
Schwingungsformen anzunehmen im Stande ist, macht

---

[1]) Vor Mesmer waren es:

H. C. Aprippa v. Nettesheim (1456—1535). De occulta
philosopha. lib. tres. Lugduni 8;

Petrus Pomponatus (1462—1526). De incantationibus, Opera.
Bas. 1567;

Jul. Cesar Vanninus (1585—1619). De imarandis naturae
arcanis. Paris 1616;

Jan Baptista v. Helmont (1577—1644). Opera omnia. Francof. 1682;

William Maxwell (1619—1669). Medicinae magneticae.
libri tres inquibus tam theoria quam praxis continetur. Francof. 1679;

Athanasius Kircher (1601—1680). Magnes sive de arte magne-
tica. op. trip. etc. Col. Agripp. 1643, und Sebastian Wirdig (1613
bis 1687). Nova medicina spirituum,
welche ähnliche Ideen aussprachen und eigentlich als Vorläufer
Mesmer's zu betrachten sind.

[2]) Friedrich Anton Mesmer, geb. am 23. Mai 1734 zu Weiler,
unweit Stein am Rhein, gest. 5. März 1815, veröffentlichte seine
berühmte Dissertation: »De influxi planetarum in corpus humanum«
1766 in Wien. Weitere Werke Mesmer's sind:

Schreiben an einen auswärtigen Arzt über die Magnetcur 1775.

Memoire de M' Mesmer sur la découverte du magnétisme
animal. Paris 1779.

Mesmer's kurze Geschichte des thierischen Magnetismus bis
April 1781. Carlsruhe 1783.

sich in seinen Wirkungen allen organischen Wesen, insbesondere aber den Menschen, und zwar auf dem Wege der Nerven, fühlbar.

Besonders diese letzten Wirkungen sind denen der Mineralmagnete ähnlich. Sie treten als Anziehung und Abstossung auf, sind entschieden polarer Natur und äussern sich im Organismus auf die verschiedenste Art und Weise.[1]

Der Ausdruck »thierischer Magnetismus«, den Mesmer wegen dieser Aehnlichkeit mit dem Mineral- magnetismus gewählt hat, ist aber nicht wörtlich zu nehmen, sondern als eine metaphorische Bezeichnung zu betrachten.

Als er 1775 seine Entdeckung öffentlich bekannt machte und zur Heilung von Krankheiten anwandte, feindeten ihn die Aerzte Wiens derart an, dass er sogar aus Oesterreich ausgewiesen wurde. In Folge dieser undankbaren Behandlung durch seine Mitbürger liess er sich 1778 in Paris nieder, wo er insbesondere von dem Adel des Landes enthusiastisch empfangen wurde. Hier verrichtete er mehrere be- deutende Curen, in Folge dessen wurde der Zulauf des Publicums so bedeutend, dass er 1780 eine eigene magnetische Heilanstalt und eine besondere magnetische Schule gründete. Die Zahl seiner Schüler und Anhänger, die zum grossen Theile den höchsten Ständen angehörten, wuchs derart, dass sich 1784 die französische Regierung bewogen sah, eine eigene Commission zur Untersuchung der Sache einzusetzen. Das Gutachten der Commission war derartig, dass die Regierung den Aerzten die magne- tische Heilmethode untersagte.[2]

---

[1] Mesmer, Mémoires et aphorismes. Paris 1846.

[2] Rapport des commissaires de la faculté de médecine et de l'académie des Sciences sur le magnétisme animal pour M. Bailly. Paris 1784. Deutsch herausgegeben in Altenburg 1785, und

Während weiterer Verhandlungen brachen in Frankreich 1790 die politischen Wirren aus. Daher ging das Interesse an wissenschaftlichen Fragen in der allgemeinen Aufregung unter.

Mesmer kehrte zu Beginn der Revolution in sein Vaterland zurück, wo er bis in sein spätes Alter als Magnetiseur wirkte.

Als hauptsächlichste Vertreter des Mesmer'schen Systems vor der Revolution wären die Grafen Chastenet und Maximus v. Puységur, der Marquis v. Puységur — die Aerzte Bergasse, d'Eslon, Tardy de Monttravel, Caullet de Veaumorel, Doppet, Barbarin, Lützelburg, Villers zu nennen.

Von diesen Männern wurden in den verschiedensten Theilen Frankreichs magnetische Gesellschaften, sogenannte »Sociétés d'harmonie« gegründet, denen die Ausübung der Mesmer'schen Praxis oblag. Ausserdem hatten sie eine Verbreitung der Mesmer'schen Lehre zur Aufgabe. Aber schon damals zeigte sich eine Spaltung in Bezug auf die Theorie des magnetischen Systems.

Ein Theil der Mesmeristen behielt die ursprüngche Ansicht einer organisch-physischen Wirkung bei den magnetischen Heilungen[1] bei, während eine zweite Partei, unter Leitung Barbarin's, eine rein psychische Einwirkung[2] annahm und sich zu Lyon und Ostende als »Spiritualisten« constituirte.

Ein dritter Theil endlich, der die »Chambres des crises« verwarf und nur durch den hellsehenden Somnambulismus heilte, liess sich zu Strassburg als »Société

---

Rapport des commissaires de la faculté royale de médecine sur le magnétisme animale. Paris 1784 (Referenten: Poissomues, Creille, Maudyit, Andry et Thouret).

[1] Erzeugung somnambuler Krisen in den sogenannten »Chambres des crises«.

[2] Heilung durch Glaube und Wille.

harmonique des amis réunis« nieder und wurde durch den Marquis v. Puységur geleitet.[1]

Puységur gilt allgemein als Entdecker des Somnambulismus, der Arzt Petetin als jener der Katalepsie und der kataleptiformen Erscheinungen. Gleichwohl ist als sicher anzunehmen, dass beide Zustände Mesmer genau bekannt waren. Dr. du Prel sagt in seiner »Philosophie der Mystik«, S. 151, ausdrücklich: »Mesmer selbst kannte allerdings den Somnambulismus, aber er behielt das Geheimniss für sich.« Auch auf die sogenannte Sinnesversetzung (transposition des sens) wurde von Puységur zum erstenmale hingewiesen.

Dies war der Stand der Sache, als die Revolution ausbrach. Ein Theil der harmonischen Gesellschaften, die verdächtigt wurden, neben ihrem eigentlichen Zwecke auch politische Tendenzen zu verfolgen, löste sich selbst auf, andere wurden aufgelöst und bis zum Jahre 1815 hörte man vom thierischen Magnetismus fast gar nichts. Als wieder ruhigere Zeiten eintraten, sammelten sich jene Adepten, die der Revolution entronnen waren, und nahmen ihre alten Bestrebungen wieder auf. Puységur gründete in Paris eine neue »harmonische Gesellschaft«. Die ärztlichen Anfeindungen begannen damit wieder von Neuem.

Zu dieser Zeit trat auch in Paris ein Abbé Namens Faria auf, der das Interesse des Publicums durch seine Schaustellungen aufs neue für den Magnetismus zu erwecken verstand. Faria verwarf sämmtliche bisher bestehenden Theorien des thierischen Magnetismus. Er sprach nämlich die Meinung aus, dass die Ursache der somnambulen Erscheinungen lediglich im magnetisirten Subjecte selbst zu suchen sei. Dieser Ansicht traten aber nur Wenige bei. Faria selbst wurde lächerlich gemacht und verliess bald den Schauplatz seines Wirkens.

---

[1] Deleuze, Histoire critique du magnetisme animal. Paris 1813. 2 Bde.

Die alte Mesmerische Theorie wurde nun mit geringfügigen Abweichungen von Deleuze, Baillier, Lausanne und einigen anderen Magnetiseuren vertreten.

Während in Frankreich der thierische Magnetismus so bedeutenden Anhang fand, verhielt sich Deutschland vorwiegend ablehnend. Hier waren es nur Wenige, die sich im Verborgenen damit beschäftigten. Erst 1787 wurde die Mesmerische Lehre durch Lavater nach Deutschland zurückgeführt. Hierauf machten Olbers, Bicker und Wienholt in Bremen, sowie Böckmann und Gmelin in Karlsruhe weitere Studien und Versuche auf diesem Felde, bis auch hier die politischen Stürme jedes andere Interesse verschlangen.

Erst im 19. Jahrhundert erwachte nochmals — durch die Entdeckung des Hypnotismus von Braid veranlasst — der Sinn für diese Studien. In unserem Jahrhundert sind dann noch C. L. Treviranus, A. W. Nordhoff, Jordens, F. Fischer, F. Nasse, K. C. Wohlfahrt, Ennemoser, Lichtenstädt etc. als Förderer des thierischen Magnetismus anzuführen.

Heute sind als Vertreter dieser Richtung die Magnetiseure Hofrichter in Dresden (der kürzlich gestorben ist), Kramer und Tormin in Düsseldorf und Wittig in Zwickau zu nennen. Besonders Kramer geniesst einen bedeutenden Ruf und besitzt auch eine ausgedehnte Praxis als Heilmagnetiseur in Deutschland, wo es den Aerzten nicht gelungen ist, ein Verbot gegen die Ausübung der Naturheilmethoden von der Gesetzgebung zu erwirken. In Oesterreich ist die Ausübung des Heilmagnetismus seit Maria Theresia's Zeiten durch ein Hofdecret untersagt.

Nach der Revolution in Frankreich sind es ausser den Mitgliedern der bereits erwähnten neuen harmonischen Gesellschaft noch Du Potet, Bertrand[1]),

---

[1]) Traité du somnambulisme. Paris 1819.

Georget[1]), Foissac[2]), Burdin[3]), Dubois, Teste[4]), die in der ersten Hälfte unseres Jahrhunderts die Erscheinungen des Somnambulismus einer ernsteren Beachtung würdig fanden und Schriften darüber erscheinen liessen.

Zahlreiche Versuche, welche im Hôtel Dieu und in der Salpêtrière zu Paris durchgeführt wurden, gaben Veranlassung, dass über Aufforderung Foissac's die Académie de Médecine sich entschloss, eine neue Commission zur nochmaligen Untersuchung der Erscheinungen des thierischen Magnetismus einzusetzen.

Der Bericht über die Arbeiten der Commission und das Gutachten darüber lautete sehr günstig.[5])

Da man aber die berichteten Erscheinungen mit den bisherigen Theorien nicht in Einklang zu bringen vermochte, wurde der Bericht, ohne dass man auf eine Discussion einging, blos zur Kenntniss genommen und das Protokoll dem Archive einverleibt.

Die Einbegleitung desselben durch den Referenten Dr. Husson weist darauf hin, dass:

1. auf gesunde Personen und auch auf manche Kranke eine Einwirkung gar nicht besteht;

2. die Anzeichen einer solchen Einwirkung häufig äusserst gering, fast gar nicht wahrnehmbar sind;

3. die Erscheinungen häufig nur durch Langeweile, Monotonie und Einbildungskraft verursacht seien, und

4. man nur mitunter Phänomene beobachtet hat, die von den im Punkt 3 genannten Ursachen nicht

---

[1]) Georget, de la physiologie du système nerveux. Paris 1821.

[2]) Foissac, Rapports et discussions de l'académie de médecine sur la magnétisme animal. Paris 1832.

[3]) Burdin et Dubois, Histoire académique du magnétisme animal accompagnée de notes et remarques critiques. Paris 1841.

[4]) Teste, le magnétisme expliqué. Paris 1845, und Manuel prat que du magnétisme animal. Paris 1853.

[5]) Foissac, Rapports et discussions de l'académie de médecine sur le magnetisme animal. Paris 1832.

veranlasst wurden, also möglicherweise auf Rechnung eines thierischen Magnetismus zu setzen wären.

Damit war die Sache abgethan. Nochmals wurde dieses Thema 1837 durch einen Arzt, Dr. Berna, angeregt, jedoch ohne weiteren Erfolg.

Kurze Zeit nachher machte ein Mitglied der Academie selbst, Dr. Burdin, den Vorschlag, Versuche über Transposition des Gesichtsinns anzustellen. Es wurde ein Preis von 3000 Francs für jene Somnambule ausgeschrieben, die mit wohlverbundenen Augen zu lesen im Stande wäre.

Drei Magnetiseure folgten dem Aufrufe und präsentirten ihre Somnambulen; es waren dies die Dr. Pigeaire, Hublier und Teste.

Jedoch nur eine der von diesen Herren mitgebrachten Somnambulen, jene des Dr. Pigeaire, brachte es thatsächlich zu Stande. Trotzdem aber ihr Kopf bis über die Nase verbunden und die Augen dreifach verdeckt waren, liess sich die Commission nicht überzeugen und lehnte jede weitere Untersuchung ein- für allemal ab.

Damit schien die Sache endgiltig verworfen, doch sollte dem nicht so sein.

Heute ist die Frage des Hellsehens hypnotisirter Individuen anlässlich des Aufsehen erregenden Todesfalles des jungen Fräuleins Ella von Salamon, der bei einem hypnotischen Versuche eintrat, wieder actuell geworden. Es steht zu erwarten, dass dieser Fall eine neuerliche eingehendere und vielleicht vorurtheilslosere Untersuchung über die anscheinend hellsehenden Fähigkeiten mancher Somnambulen veranlassen wird.

Seit ungefähr acht Jahren haben die verschiedenen psychologischen Gesellschaften Europas das Hellsehen zum Gegenstande ihrer Untersuchungen gemacht. Darauf werden wir an späterer Stelle noch zurückkommen. Hier mag nur erwähnt werden, dass besonders zwei

Gelehrte, der französische Physiologe Charles Richet [1]) und der deutsche Naturphilosoph Dr. Carl Freiherr du Prel[2]), dieser Frage ihre besondere Aufmerksamkeit zugewendet haben.

Ein englischer Chirurg aus Manchester, James Braid, machte 1840 die Entdeckung, dass man manche Personen in einen jenem durch die Magnetiseure bewirkten analogen Zustand versetzen kann, wenn man ihnen einen kleinen glänzenden Knopf zwischen Stirn und Nasenwurzel festbindet und einige Minuten fest anblicken lässt.

Braid hatte mehrmals Versuchen des französischen Magnetiseurs H. Lafontaine beigewohnt. Nachdem er sich die Ueberzeugung verschafft hatte, dass kein betrügerisches Einverständniss zwischen Magnetiseur und Magnetisirten vorhanden sei, hatte er sich die Ansicht gebildet, dass die Ursache der beobachteten Erscheinungen in gewissen Veränderungen der Gehirnfunctionen zu suchen sei. Durch wiederholte selbst angestellte Versuche, die ähnliche Ergebnisse, wie die von Lafontaine erzielten, zu Tage förderten, überzeugte sich Braid von der Haltbarkeit seiner Theorie und schrieb 1842 seine »Neurypnologie«, eine Abhandlung über den nervösen Schlaf. Darin führte er für letzteren die Bezeichnung »Hypnotismus« ein und suchte seine »subjective Theorie« zu begründen. Braid definirt das Wort Hypnotismus wie folgt: [3])

Das Wort »Hypnotismus« bedeutet einen nervösen Schlaf, d. h. einen eigenthümlichen Zustand des Nervensystems, der künstlich herbeigeführt werden

<hr>

1) Experimentelle Studien auf dem Gebiete der Gedankenübertragung und des Hellsehens. Deutsch von Dr. A. von Schrenk-Notzing. Stuttgart 1893.

2) Dr. Carl Freih. du Prel, Studien auf dem Gebiete der Geheimwissenschaften. Leipzig 1892.

3) Die Entdeckung des Hypnotismus von W. Preyer. Berlin 1881. Siehe weiter Capitel: »Die hypnogenen Mittel.«

kann durch anhaltendes gespanntes Richten der Aufmerksamkeit, besonders des Blickes auf einen Gegenstand von nicht aufregender Beschaffenheit. Und zwar bedeutet:

»Hypnotisiren« das Herbeiführen des Zustandes:
»Dehypnotisiren« das Unterbrechen desselben.

»Streng genommen bezeichnet Hypnotismus nicht einen Zustand, sondern eine Reihe von solchen, die in jeder erdenklichen Weise variiren zwischen blosser Träumerei und tiefem Koma, mit völliger Aufhebung des Selbstbewusstseins und der Willenskraft auf der einen Seite und einer fast unglaublichen Exaltation der Functionen der einzelnen Sinnesorgane, der intellectuellen Fähigkeiten und der Willenskraft auf der anderen Seite. Die Erscheinungen sind theils geistiger Natur, theils physisch, willkürlich, unwillkürlich oder gemischt, je nach dem Stadium des Schlafes.«

Als Ursache jener Veränderung der Hirnfunctionen nimmt Braid eine unvollkommene Arterialisation des Blutes an.

Braid glaubte durch seine Entdeckung des Hypnotismus dem thierischen Magnetismus den Todesstoss versetzt zu haben, doch erwies sich diese Ansicht in der Folge als irrig.

Wenn auch ein Theil der Phänomene, welche die alten Magnetiseure hervorbrachten, mit denen des Hypnotismus nahezu vollkommen identisch ist, so bleibt doch ein grosser Rest höherer psychischer Leistungen der Somnambulen, die nicht in die Gruppe der »hypnotischen Erscheinungen« gezählt werden dürfen. Braid ignorirte sie oder bezeichnete sie als »auf betrügerischem Einverständniss zwischen Magnetiseur und Subject beruhend«, umsomehr als diese Versuche selbst bei professionellen Somnambulen nicht immer vollkommen gelangen. Wenn aber auch Braid seine Entdeckung überschätzte — ein Fehler, in den gewöhnlich jeder Entdecker zu verfallen pflegt — so ist doch die Erkenntniss der Ursache auch eines Theiles der fraglichen Erscheinungen von nicht zu unterschätzender Bedeutung, daher wird Braid als dem Ersten, der eine wirklich wissenschaftliche Theorie zur Begründung jener Phänomene aufstellte, immerwährende Anerkennung gezollt werden müssen. Es dauerte zwar nahezu 40 Jahre, bis der von ihm angedeutete Weg zur Aufklärung dieses dunklen Gebietes wieder von Männern der Wissenschaft betreten wurde, doch vermag dies seinen Ruhm in nichts zu schmälern.

Während dieser Zeit traten viele andere Forscher mit neuen Theorien auf. Hier mag nur auf Reichenbach's Od,[1] Grime's Elektrobiologie, Barth's Phrenomagnetismus und Philipp's[2] Lebenselektrodynamismus hingewiesen werden.

In anderen europäischen Ländern, ausser England, Frankreich und Deutschland, sind nur geringe Bestrebungen zu Gunsten des Hypnotismus zu verzeichnen. Uebrigens brauchte es auch in Frankreich mehrfacher Anläufe bedeutender Aerzte, bis der Braidismus einer näheren Beachtung gewürdigt wurde.[3]

1859 legte Velpeau der Akademie der Wissenschaften eine Abhandlung über Hypnotismus vor. Kurz darauf wurde eine ähnliche Arbeit von Dr. Guérimeau[4] der medicinischen Akademie eingereicht. 1860 erschien eine Publication des Dr. Azam, worin sehr interessante Fälle von Somnambulismus beschrieben werden. In demselben Jahre gab Gigot ein Werk über

---

[1] Reichenbach, Das Od.

[2] J. P. Philipps, Cours théorique et pratique de Braidisme. Paris 1860.

[3] Müller, Manuel de physiologie, trad. par Jourdan, 2<sup>e</sup> édit. par Littré. Paris 1851.

[4] Guérimeau, Bulletin de l'Académie de méd. 1859, und Archiv de méd. 1860.

Hypnotismus [1]) heraus und veranstaltete auch einige öffentliche sehr gelungene Schaustellungen.

Nun blieb es wieder mehrere Jahre ruhig, bis 1865 Prof. Lasègue in den »Archives de médecine« seine Erfahrungen über künstlich hervorgerufene Katalepsie bei Hysterischen veröffentlichte. [2])

Der Nächste, der das Stillschweigen brach, war 1875 der Prof. der Physiologie Ch. Richet, [3]) indem er in einer Publication für die Echtheit der somnambulen Phänomene eintrat, insbesondere auch die Wirksamkeit der »Striche« und einiger anderer magnetischer Manipulationen bestätigte und auf Grund physiologischer Gesetze zu erklären suchte.

Damit war der Bann gebrochen. Nun benützten zahlreiche bedeutende Gelehrte die Gelegenheit, das so lange für anrüchig gehaltene Feld zu bearbeiten.

So war es der Physiologe Prof. Charcot an der Salpêtrière in Paris, welcher, den Zusammenhang der hysterischen und somnambulen Zustände erkennend, Bedeutendes auf diesem Gebiete leistete. [4]) Weiters sind es die Aerzte und Professoren Dumontpallier [5]), Cullère [6]), Beaunis [7]), Bernheim [8]), Liébeault [9]),

---

[1]) Gigot-Luard, Le Magnetisme animal et la magie dévoilée. Paris 1860.

[2]) Lasègue, Etudes médicales, tom. 1, pag. 899. Paris 1884.

[3]) Ch. Richet, Journal de l'anatomie et de la physiologie 1875. Archives de physiologie 1880, Revue philosophique 1880—1883. L'homme et l'intelligence 1884.

[4]) J. M. Charcot, Progrès médical, Gazette des hôpiteaux et Gazette médicale. Paris 1878. Comptes rendus de l'académie des sciences 1882.

Charcot et Richet, Archives de neurologie, tom. 2.

[5]) Dumontpallier, Comptes rendus de la Société de Biologie 1881—1884.

[6]) Cullère, Magnétisme et hypnotisme. Paris 1886.

[7]) Le Somnambulisme provoqué par Dr. Beaunis. Paris 1886.

[8]) Bernheim, De la Suggestion dans l'état hypnotique et dans l'état de veille. Paris 1884.

[9]) Liébeault, Du Sommeil et des états analogues considérés surtout au point de vue de l'action du moral sur le physique. Paris 1886.

Baréty[1]), Perronnet[2]), Feré[3]), Dr. Bérillon, Prof. Liègeois und noch viele Andere, die mit Eifer und bestem Erfolge diese Erscheinungen studirten.

In Deutschland geschah es erst 1880, dass in Folge der Productionen des dänischen Magnetiseurs Hansen die Frage der Schädlichkeit oder Unschädlichkeit hypnotischer Experimente aufgeworfen wurde, und die Aerzte sich gezwungen sahen, eine Frage, welche sie längst abgethan glaubten — und die ihnen nun in drohenderer Gestalt als je entgegentrat — nochmals einer Discussion zu unterziehen.

Hier sind es nun vorwiegend die Professoren Haidenhain[4]), Grützner[5]), Berger[6]), Schneider[7]),

---

[1]) Baréty, Des propriétés physiques d'une force particulière du corps humain (force neurique rayonnante) connue vulgairement sous le nom de magnétisme animal. Paris 1882.

[2]) Claude Perronnet, La Suggestion mentale (Science et nature). Novbr. 1884.

[3]) Ch. Feré, Annales médico-psychologiques 1883, tom. 2.
Société de Biologie, octobre, décembre 1881.
Archives de neurologie 1883, tom. 3.
Siehe ferner noch:
P. Richer, Etude descriptive de la grande attaque hystérique. Thèse à Paris 1879.
Etudes cliniques. Paris 1885.
Bourneville et Regnard, Iconographie photographique de la Salpêtrière à Paris 1879—1880.
Regnard, Revue scientifique 1881.
Société de Biologie et Progrès médical 1884.

[4]) Dr. Rudolf Haidenhain, Der sogenannte thierische Magnetismus. Leipzig 1880.

[5]) Grützner und Haidenhain, Breslauer ärztliche Zeitschrift 1880.

[6]) Berger, ebendaselbst und deutsche medicinische Wochenschrift 1880; dann: Hypnotische Zustände und ihre Genese (Breslauer ärztliche Zeitschrift 1880, Nr. 10).

[7]) Schneider, Die psychologische Ursache der hypnotischen Erscheinungen und der thierische Wille. Leipzig 1880.

Preyer[1]), Weinhold[2]), Rühlmann und in den letzten
Jahren Dr Dessoir, Dr. Moll, Dr. Grossmann (Re-
dacteur der einzigen deutschen »Zeitschrift für Hypnotismus«), ferner Prof. Hirt und Rosenbach, endlich
noch die Dr. Sperling, Brügelmann, Schmidkunz,
Nonne, Scholz und nicht in letzter Linie Dr. Freih.
v. Schrenck-Notzing, die sich der Sache annahmen
und die Ergebnisse ihrer Untersuchungen veröffentlichten.

In Oesterreich haben sich hauptsächlich die Professoren Dr. Obersteiner[3]), Dr. Benedict[4]), Krafft-
Ebing[5]) und Dr. Freud mit Studien und Versuchen über Hypnotismus befasst. In Italien sind als
Pionniere des Hypnotismus die Doctoren Sepilli,
Tamburini[6]), Maggiorani[7]) und Prof. Morselli,
in der Schweiz der Prof. Dr. August Forel[8]) und
die Dr. Ringier, Dr. Widmer und Dr. Frick zu
nennen.

Russland ist in dieser Hinsicht durch Professor
Danilewski, Holland und Belgien durch Dr. van

---

[1]) Preyer, Die Katalepsie und der thierische Hypnotismus
(Sammlung physiologischer Abhandlungen, 2. Reihe, 1878).

[2]) A. F. Weinhold, Hypnotische Versuche, experimentaler
Beitrag zur Kenntniss des sogenannten thierischen Magnetismus.
Chemnitz 1880.

[3]) Prof. Dr. Obersteiner, Der Hypnotismus. Vortrag gehalten im Wiener wissenschaftlichen Club, November 1884, und
Die Lehre vom Hypnotismus. Wien 1893.

[4]) Prof. Dr. Moriz Benedict, Hypnotismus und Suggestion.
Wien 1894.

[5]) Prof. R. v. Krafft-Ebing, Hypnotische Experimente, Stuttgart 1893, und
Eine experimentelle Studie auf dem Gebiete des Hypnotismus.

[6]) Tamburini und Sepilli, Anleitung zur experimentellen
Untersuchung des Hypnotismus. Deutsch von M. O. Fränkel.
Wiesbaden 1880 und 1882.

[7]) Maggiorani, Influenza del magnetismo su la vita animale,
Napoli 1885.

[8]) Prof. Dr. August Forel, Der Hypnotismus, seine psycho-
physiologische, medicinische, strafrechtliche Bedeutung und seine
Handhabung. Stuttgart 1893.

Eeden, Prof. Delbeauf, Dr. van Reuthergem, Dr.
A. de Jong, Schweden durch Dr. Wetterstrand
würdig vertreten.

Bevor wir aber nun zu einer Betrachtung jener
eigenthümlichen Zustände übergehen, deren Beschreibung vorliegendes Werk gewidmet ist, erscheint es
nöthig, uns über die verschiedenen Bezeichnungen jener
Zustände Klarheit zu verschaffen.

Als älteste Benennung dürfte wohl der Ausdruck
»Thierischer Magnetismus« anzuführen sein. Dieser
stammt von dem bekannten Wiener Arzte Anton Mesmer,
der 1772 gefunden hatte, dass sich beim Bestreichen des
menschlichen Körpers mit Magneten eine eigenthümliche
Wirkung geltend mache, die er der Ausströmung der
Magnete, einem »magnetischen Fluide« zuschrieb. Später,
als er einmal durch Zufall die Magnetstäbe mit unmagnetischen Eisenstäben verwechselte und dieselben
Erscheinungen auftraten, weiters Streichen mit den
blossen Händen ebenso wirkte, glaubte Mesmer, das
Bestehen eines dem menschlichen Körper entströmenden
Fluids annehmen zu müssen, das auf den thierischen
Organismus dem magnetischen Fluid ähnliche Wir-
kungen hervorbringe. Dieser Aehnlichkeit halber be-
nannte Mesmer dasselbe im Gegensatze zu dem
»mineralischen Magnetismus« — »thierischen« oder
»Lebensmagnetismus«. [1])

Die Anhänger Mesmer's behielten diese Bezeichnung
bei, führten aber zu Ehren ihres Lehrers auch den
Namen »Mesmerismus« ein.

Man hat seither als Ersatz dieser Namen vielfach
andere Bezeichnungen vorgeschlagen, je nachdem der
betreffende Forscher den von ihm in Vorschlag gebrachten
Ausdruck — durch diese oder jene Theorie zur Er-

---

[1]) Siehe J. A. L. Richter, Betrachtungen über den animalischen
Magnetismus. Leipzig 1817.

J. C. Passavant, Untersuchungen über den Lebensmagnetismus und das Hellsehen. Frankfurt a. M. 1821.

klärung der Erscheinungen — begründen zu dürfen
glaubte. Die meisten geriethen aber mehr oder minder
rasch in Vergessenheit. Wir können uns hier deshalb
damit begnügen zu sagen, dass die Benennungen:
»Elektrobiologie, künstliche Neurose, künstlicher Nervenschlaf, Somnambulismus, Noctambulismus, magnetische
Ekstase« u. s. w. nur verschiedene Bezeichnungen für
ein und dasselbe Ding sind.

Erst als Braid 1843 den Namen »Hypnotismus«
einführte, wurde dieser allgemein angenommen und
geniesst nun eines fast internationalen Gebrauches. [1]) In
den letzten Jahren scheint sich aber wieder eine Gegen-
strömung fühlbar zu machen, indem besonders die
französischen Physiologen den Namen »Somnambulisme
provoqué« (künstlicher Somnambulismus) zu Ehren
bringen wollen. Letztere Bezeichnung dürfte auch wohl
eine grössere Berechtigung als Hypnotismus haben,
denn die Erscheinungen, die Braid beobachtet
und unter letzteren Namen zusammengefasst hat, sind
nur ein kleiner Theil der von Mesmer, Wohlfart,
Puységur, Kieser, Haddock etc. beschriebenen und
in jüngster Zeit von bedeutenden Physiologen und
Psychologen bestätigten Erscheinungen. Auch die näher
präcisirende Bezeichnung »künstlich« ist glücklich gewählt, da wir ausser den absichtlich hervorgerufenen
Erscheinungen des Somnambulismus auch Fälle von
Idio- und Autosomnambulismus zu unterscheiden haben.

Letztere sind überhaupt nicht gar so selten, als
man glaubt, fast alle Kinder beiderlei Geschlechts
weisen während der geschlechtlichen Entwicklungs-
periode mehr oder minder somnambule Anwandlungen auf. Wie häufig beobachtet man bei anscheinend
ganz gesunden Kindern, dass sie sich des Nachts, besonders zur Zeit des Vollmondes, plötzlich während des

---

[1]) Wir wollen in diesen Zeilen sowohl den Ausdruck »Magnetismus« als auch »Hypnotismus« gebrauchen, da beide allgemein
angewandt werden.

Schlafes aufsetzen, sprechen, auch wohl aufstehen und umhergehen, ohne nach dem Erwachen etwas davon zu wissen.

Wir haben also eigentlich mehrere Arten von Somnambulen zu unterscheiden, und zwar sind dies:

1. »Die Autosomnambulen«, die ohne ihr Wissen und mitunter selbst gegen ihren eigenen Willen in Folge irgend welcher uns gegenwärtig noch unbekannten Einflüsse in Somnambulismus verfallen. Hieher gehören die Mondsüchtigen, die Nachtwandler und die Schlafsprecher.

2. »Die Idiosomnambulen«, die sich wissentlich durch absichtliche Anwendung physischer oder psychischer Hilfsmittel in Somnambulismus versetzen.

In diese Kategorie gehören die religiösen Ekstatiker und Märtyrer, welche die grässlichsten Qualen erduldeten, ohne ein Anzeichen von Schmerz zu geben, ferner die Hexen des Mittelalters, dann die Fakire und Yogis der Inder, die Derwische, die Muselmänner der Orientalen, die Schamanen und Zauberer der nordischen Völker, die Fetischmänner der Neger, die Medicinmänner der Rothhäute, die Trancemedien der Spiritisten u. s. w.

3. Die künstlich Somnambulisirten (Hypnotisirten, Medien etc.), die durch einen Operator (Magnetiseur, Hypnotiseur) mit Wissen und Willen durch Anwendung besonderer Handgriffe in diesen abnormen Zustand versetzt worden sind.

Wie schon gesagt, sind als Autosomnambule jene Personen zu betrachten, die ohne einen direct wahrnehmbaren Einfluss, also anscheinend aus freien Stücken, von selbst in Somnambulismus verfallen.

Will man den Somnambulismus, wie viele der älteren Magnetiseure es gethan haben, als eine Steigerung der magnetischen, nunmehr als »hypnotische« bezeichneten Zustände betrachten, so erscheint es sonderbar, dass bei dieser Art von Somnambulen sogleich der höhere Grad des Somnambulismus, das Schlafwachen, auftritt, während die künstlich Hypnotisirten in der Regel die Entwicklung mehrerer niedererer Grade, vom einfachen hypnotischen Schlafe aufwärts, durchmachen, bis Schlafwachen eintritt. Wir können uns diese Erscheinung nur durch den Umstand erklären, dass spontaner Somnambulismus fast nie während des Wachens, sondern immer nur zur Zeit des normalen Schlafes eintritt; dass sich also diese vorerwähnten niedereren Grade des hypnotischen Zustandes während des Schlafes abwickelten und aus diesem Grunde in der Regel der Beobachtung entzogen. Für die Wahrscheinlichkeit dieser Annahme spricht schon die bekannte Erscheinung, dass man zum Somnambulismus neigende Individuen durch scharfes Anblicken während des Schlafes, leises Ansprechen etc. zum Schlafwachen bringen kann. Viele solcher Personen vertragen dieses Anblicken während des Schlafes gar nicht und wenden sich ab, um ihr Antlitz den Blicken zu entziehen. Häufig tritt auch der Fall ein, dass sie nach dem Erwachen geträumt zu haben vermeinen, dass eine Person an ihr Lager getreten sei und sie angeblickt oder angesprochen habe. Eine solche Erinnerung ist nie aus dem normalen Schlafe oder höheren somnambulen Stadien, sondern nur aus den niedersten Entwicklungsperioden der Hypnose vorhanden.

Welcher Einfluss es ist, der hier den Anlass zur Entwicklung der Hypnose giebt, ist nicht sicher festgestellt, doch scheint der Mond hiebei thatsächlich eine Rolle zu spielen. Wenigstens sprechen mehrere wohl constatirte Thatsachen hiefür, und zwar:

1. Treten die meisten Fälle von spontanem Somnambulismus zur Zeit des Vollmondes auf;

2. nehmen die Schlafsprechenden, auch wenn sie sich in vollständig finsteren Zimmern befinden, in die kein Mondstrahl zu dringen vermag, wahr, in welcher

Himmelsgegend der Mond steht und wenden dann immer ihr Angesicht demselben zu, und endlich

3. suchen sie jedes Hinderniss, das ihnen den Anblick des Mondes entzieht, zu beseitigen und die Entfernung zwischen sich und ihm zu verringern, indem sie z. B. auf Häuser, Thürme, Bäume etc. steigen und dort verweilen, bis der Mond wieder im Untergehen begriffen ist.

Hieraus dürfte wohl mit einiger Berechtigung der Schluss zu ziehen sein, dass zwischen Mond und Autosomnambulismus irgend welche Beziehungen bestehen, sei es nun, dass das Anstarren des Mondes, wie es manche Personen zu thun lieben, gleich jenem des Braid'schen glänzenden Punktes hypnotisirend wirkt, oder auch irgend eine anders geartete Einwirkung stattfindet. [1])

Solche autosomnambule Personen, ebenso Jene, die es waren, sind auch in der Regel zur Hervorrufung des künstlichen Somnambulismus sehr geeignet. Es scheint auch, dass gerade bei dieser Art von Leidenden eine die Hypnose begünstigende Nervendisposition in besonders hohem Masse entwickelt ist.

Was den Idiosomnambulismus anbelangt, so sind die ihm verfallenen Personen eigentlich als künstliche Somnambulen zu betrachten. Der Unterschied zwischen beiden Arten besteht blos darin, dass die Idiosomnambulen theils durch physische, vorwiegend aber durch psychische Mittel sich selbst hypnotisiren, während die künstlichen Somnambulen erst einer zweiten Person

---

[1]) Näheres über diese Zustände vergleiche: Jacob Horstius; De natura differentiis et causis eorum etc. Lipsiae 1693.

G. G. Richter, diss. de statu mixto comni et vigiliae etc. Gottingae 1746.

G. F. Meyer, Versuch einer Erklärung des Nachtwandelns. Halle 1758.

Dr. C. du Prel, Philosophie der Mystik. Leipzig 1884.

hiezu bedürfen. Bei ihnen genügt meist der eigene Willensantrieb, um jene zur Entstehung der Hypnose unbedingt nöthige Gleichgewichtsschwankung im Centralnervensysteme zu bewirken. Dieser Vorgang wird durch Anwendung der verschiedensten Narcotica in Rauch-, Pulver- oder Salbenform nur unterstützt. Diese sind aber keineswegs als Hauptmittel anzusehen.

Man hat Fälle beobachtet, bei denen trotz Anwendung grosser Gaben der erwähnten Narcotica keine Hypnose eintrat, weil der Glaube an die Wirksamkeit des Mittels fehlte. Hingegen hatte oft reines Wasser — das als Narcoticum gegeben wurde — den gewünschten Erfolg, weil der zu Hypnotisirende davon überzeugt war, dass die bestimmte Wirkung eintreten müsse.

Auch diese Art von Somnambulen giebt gute Medien für hypnotische Zwecke ab. Darauf werden wir übrigens an anderem Orte nochmals zurückkommen.

Die dritte Art der Somnambulen endlich, die künstlich Somnambulisirten, sind Jene, die von einer zweiten Person, dem sogenannten O p e r a t o r, H y p n o t i s e u r, M a g n e t i s e u r, durch Anwendung besonderer Mittel somnambul gemacht werden. Bei Besprechung dieser Gattung müssen wir uns in erster Linie zwei wichtige Fragen vorlegen, nämlich:

Wer ist hypnotisirbar? und

Welches sind die hypnogenen Mittel?

Im nächsten Abschnitte wollen wir mit der Beantwortung der ersteren Frage unser eigentliches Thema beginnen.

# II. Hauptstück.

## 1.

# Wer ist hypnotisirbar?

In letzterer Zeit scheint diese Frage einer end-
giltigen Lösung ziemlich nahe zu sein. Entgegen der
vielfach ausgesprochenen Meinung, dass nur wenige —
ungefähr ein Drittel — aller Menschen hypnotisirbar
seien, dürfte sich ergeben, dass alle Personen ohne
Ausnahme bei genügend häufiger und richtiger hypno-
gener Manipulation in Hypnotismus oder Somnambulismus versetzt werden können. Schon Mesmer, sowie viele Anhänger der alten magnetischen Schulen
waren davon überzeugt, dass alle Personen der magnetischen Einwirkung unterliegen, nur dass die Art,
in der sich die Wirkung des hypnogenen Einflusses
äussert, höchst verschieden sei. Wetterstrand
und Forel sind der Ansicht, dass alle Menschen mit normalem Gehirn, die geistig gesund sind,
hypnotisirt werden können. Am schwersten zu hypnotisiren sind unter allen Umständen die Neurastheniker
und die Geisteskranken.

Es braucht nicht immer Schlaf einzutreten; vielfach
können sich geringfügige und äusserlich gar nicht
wahrnehmbare Wirkungen des Magnetisirens geltend
machen, die selbst die der Operation unterzogene
Person nicht genau anzugeben vermag.

Leider hat von den älteren Magnetiseuren keiner
daran gedacht, eine genaue ziffernmässige Zusammenstellung über die Wirkungen des Magnetisirens zu
verfassen. Daher sind wir nach dieser Richtung auf

die in den letzten Jahren veröffentlichten Angaben angewiesen.

Nach den neueren Erfahrungen sind folgende Punkte von Einfluss auf die Hypnotisirbarkeit:

1. Alter.
2. Geschlecht.
3. Beschäftigung.
4. Gesundheitsumstände.
5. Klimatische Verhältnisse.

Wir wollen sie nun der Reihe nach einer Betrachtung unterziehen.

Dass das Alter von Einfluss auf die Eignung für Hypnose ist, war schon den alten römischen, griechischen und ägyptischen Priestern bekannt. Sie verwendeten daher, sowie auch heutzutage noch die ägyptischen Magier und die indischen Yogis, vorwiegend jüngere Leute oder Kinder zu ihren mystischen Experimenten. Es giebt zwar Personen, die bis in ein hohes Alter ihre Eignung zur Hypnose bewahren. In der Regel erweist sich jedoch das Kindesalter, sowie das Jugendalter bis zu 16 oder 18 Jahren als besonders geeignet.

Dr. Schmidkunz bringt in seinem interessanten Werke »Psychologie der Suggestion« [1] eine tabellarische Zusammenstellung über Hypnotisirbarkeit, der wir Folgendes entnehmen:

Nach Liebeault erwiesen sich als refractär, d. h. völlig unhypnotisirbar unter:

287 Männern 10·8,
468 Frauen     6·6.

Nach Ringier unter:

103 Männern 0,
106 Frauen    0.

Nach Wetterstrand unter:

3148 Personen 3·08.

---

[1] Stuttgart 1892.

Nach F o r e l unter:

310 Personen 0.

In Bezug auf das Alter wäre zu sagen, dass zu grosse Jugend und zu hohes Alter die Hypnotisirbarkeit verhindern.

Was das Geschlecht anbelangt, kann wohl angenommen werden, dass bezüglich der Hypnotisirbarkeit kein bedeutender Unterschied besteht.

. Männer und Frauen sind unter sonst gleichen Bedingungen fast gleich leicht oder schwer hypnotisirbar.

Als wichtiger Factor, der, wie das Alter, von Einfluss auf die Hypnotisirbarkeit ist, muss die Beschäftigung oder der Beruf der zu magnetisirenden Person genannt werden. In der Regel erweisen sich Individuen, welche viele körperliche Strapazen auszuhalten haben, bedeutend geeigneter für die Hypnose als solche, die an vorwiegend geistige Thätigkeit gewöhnt sind. Der Unterschied dürfte hiebei in dem Umstande zu suchen sein, dass Erstere leichter einem einzelnen Gedanken sich hinzugeben im Stande sind, während bei den Letzteren ein absolutes Hangen an einen und demselben Gedanken in Folge der raschen Ideenflucht nicht leicht möglich ist.

B e a u n i s hat für Erstere eine treffliche Bezeichnung gefunden, er nennt sie »hommes, chez lequels la pensée se cristallise facilement«; Personen, deren Gedanken leicht fest werden, k r y s t a l l i s i r e n.

Aus diesem eben erwähnten Grunde sind kerngesunde, robuste Arbeiter, Soldaten, Taglöhner u. s. w. häufig bei weitem leichter zu hypnotisiren als schwächlich und kränklich aussehende Gelehrte und Stubenhocker und besonders als nervöse Individuen.

Von sonderbarem Einflusse auf die Hypnotisirbarkeit scheinen auch die klimatischen Verhältnisse zu sein. Die Südländer und überhaupt alle Personen, die längere Zeit hindurch dem erschlaffenden tropischen

Klima ausgesetzt waren, verfallen bedeutend leichter in Hypnose, als die in den gemässigten oder kalten Zonen Lebenden.

Nicht nur, dass in den Tropen die Hypnose rascher eintritt, ist sie auch dort bedeutend tiefer, d. h. es treten sofort die entwickelteren Stadien dieses Zustandes ein.

Aber nicht von diesen Umständen allein hängt die Hypnotisirbarkeit ab, es giebt deren noch viele andere, die theilweise im Menschen selbst, theilweise ausserhalb desselben zu suchen sind.

Zu den ersteren sind noch zu zählen: Gemüthsaufregungen jeder Art, Zorn, Kummer, Freude etc.

Uebermüdung des Körpers oder des Geistes, zu leerer oder zu voller Magen, starker Genuss von gewissen Nahrungsmitteln und Getränken, z. B. Gewürzen, blähenden Speisen, Kaffee, Thee, Spirituosen.

Dies sind sämmtlich die Hypnose verhindernde oder doch wenigstens verzögernde Potenzen.

Weiters sind es äussere Umstände (Temperatur, Kleidung, Lage und Umgebung), worauf ebenfalls Rücksicht zu nehmen ist.

Die Temperatur des Versuchsraumes soll gemässigt, nicht zu kalt und auch nicht zu heiss, am besten zwischen 13 und 16⁰ R. sein. Trockenheit begünstigt das Zustandekommen der Hypnose, während feuchte Luft verzögernd wirkt.

Starke Gerüche von Blumen sind mit nur wenigen Ausnahmen, und wenn sie der Versuchsperson nicht unsympathisch sind, als den Erfolg fördernd zu bezeichnen. Zu grelle Beleuchtung ist ebenfalls zu vermeiden, ein sanftes, röthliches oder violettes Licht oder Dämmerlicht begünstigen die Hypnose.

Von den Tageszeiten wählt man zu hypnotischen Versuchen am besten die Abendstunden, die zwei bis drei Stunden nach einer grösseren Mahlzeit liegen, da Völle des Magens nicht nur das Einschlafen verhindert, sondern häufig auch noch Uebelkeiten verursacht, wie sie unter gleichen Umständen durch Schaukeln oder Seefahren veranlasst werden.

Hieraus ergiebt sich auch, dass Kranksein durchaus nicht unumgänglich nöthig ist, um die Hypnose zu ermöglichen. Die Ansicht, dass nur kranke und vorzugsweise nervöse Personen für Hypnose geeignet wären, ist daher gänzlich unrichtig. Es giebt zwar manche Leiden, welche die Eignung für Hypnose besonders begünstigen, so z. B. Blutarmuth, Bleichsucht, Nachtwandeln, Mondsucht, dann manche Formen der Hysterie, Hypochondrie und Epilepsie; doch darf man aus dem Umstande, dass solche Kranke oft leicht hypnotisirt werden können, noch durchaus nicht den Schluss ziehen, dass nur Kranke hypnotisirbar seien oder — alle Hypnotisirbaren krank sein müssten.

Die Eignung für Hypnose hängt zwar entschieden mit den Nerven zusammen, doch dürfte es nur eine besondere Disposition der Nerven sein, welche diese Eignung nach sich zieht. Sie darf aber keineswegs mit Nervenschwäche oder Nervosität verwechselt werden. Ja, die Erfahrungen haben gelehrt, dass Nervosität, die doch in der Regel von Erregungszuständen begleitet ist, die Eignung zur Hypnose in der Regel vermindert. Welcher Zusammenhang hier besteht, ist wohl schwer zu bestimmen, aber verschiedene Umstände sprechen für die Richtigkeit obiger Annahme; so vor Allem die Thatsache, dass nervenkranke Personen, die durch hypnotische Behandlung von ihrem Leiden befreit worden sind, die Eignung für Hypnose ungeschmälert beibehalten.

Sehr leicht hypnotisirbar sind ferner alle autosomnambulen Personen, wozu die bereits erwähnten Mondsüchtigen, Nachtwandler, Schlafsprecher etc. zu zählen sind. Wir haben bereits gehört, dass Geisteskranke nur in seltenen Fällen, und auch da nur schwer in Hypnose zu versetzen sind. Viele Formen geistiger Gestörtheit gehen bekanntlich mit Schlaflosigkeit Hand in Hand, und solche Fälle eignen sich besonders selten für die Hypnose. In neuester Zeit stellte man Versuche darüber an, ob bei solchen Geisteskranken nicht der Schlaf dadurch verlängert werden könne, dass man sie während ihres kurzen natürlichen Schlafes in hypnotischen Schlaf versetzt.

Dadurch würde ihnen nicht nur eine bedeutende Erleichterung verschafft werden, sondern es wäre in vielen Fällen auch eine Heilung anzubahnen.

Enge Kleidung, Mieder, Cravatten, mit einem Worte alle den Blutlauf und die Athmung behindernden Kleidungsstücke sollen vermieden werden. Die Lage oder Stellung des zu Hypnotisirenden soll möglichst bequem sein, und zwar ist das Sitzen in einem bequemen gepolsterten Lehnstuhl mit hoher Lehne als die zweckmässigste Lage zu bezeichnen.

Wenn möglich, soll ausser dem Medium und dem Operator nur noch eine Person — die zugleich als Ehrenzeuge fungirt — im Versuchsraume anwesend sein. Der zu Hypnotisirende soll stets so gesetzt werden, dass auf dessen Gesicht nicht zu grelles Licht fällt. Gleichwohl soll es genügend beleuchtet sein, damit man alle Veränderungen des Gesichtsausdruckes alsbald wahrnehmen kann. Ferner sollen sich die anwesenden Personen, mit alleiniger Ausnahme des Operators, mehrere Schritte hinter dem Rücken der Versuchsperson befinden.

Eine weitere Grundbedingung ist absolute Ruhe — das geringste Geräusch, das Summen einer Fliege, oder das Krachen einer Diele unter dem Fusse u. s. w. ist schon im Stande, die zum Gelingen des Versuchs unbedingt nöthige einseitige Bewusstseinsconcentration zu stören und dadurch zum mindesten eine Verzögerung der Wirkung zu verursachen.

Die Hypnotisirbarkeit ist also, wie man sieht, von einer Anzahl von Umständen abhängig, und die Frage:

Wer ist hypnotisirbar? durchaus nicht so leicht zu be-
antworten, als es vielleicht scheinen mag. Ueberhaupt
dürfte die Frage in dieser Fassung gegenstandslos
sein, da ja die neuesten Erfahrungen die Anschauung
zu bestätigen scheinen, dass alle Personen hypnotisirbar sind. Es wäre also nur die modificirte Frage: Wer
ist leicht hypnotisirbar? in Betracht zu ziehen.
Damit kommen wir aber auf ein Gebiet, auf dem
leider nur der Grundsatz gilt: »Probiren geht über
Studiren.«

Man hat zwar verschiedene Kennzeichen leichter
Hypnotisirbarkeit, als: »bleiche Gesichtsfarbe«, »Nervosität«, »Hysterie«, »Abneigung gegen gewisse Farben
und Gerüche«, »das Unvermögen, längere Zeit hindurch
ruhig auf einem Sitze auszuharren,« als untrügliche
Merkmale bezeichnet. Alle diese Anzeichen sind jedoch
durchaus nicht als verlässlich und untrüglich hinzu-
stellen. Freiherr v. Reichenbach, der alle Individuen,
die er sensitiv benennt, als geeignet für »hypnotische
oder magnetische Einwirkung« betrachtet, hat in einer
besonderen Schrift[1]) eine Unzahl von Anzeichen
der Sensitivität aufgezählt, doch haben diese bezüglich der Hypnotisirbarkeit ebensowenig wie die voran-
geführten unbedingte Geltung.

Wir haben an dieser Stelle schliesslich noch das
»Hypnotisiren gegen den Willen der Versuchsperson«
einer Betrachtung zu unterziehen. Allgemein besteht
die Meinung, dass man Niemanden gegen seinen Willen
hypnotisiren könne. Die Meinungen der Gelehrten sind
da sehr getheilt. Dabei dürfte vor Allem die Willensstärke der Versuchsperson sehr in Frage kommen.

Thatsache ist, dass viele Personen, die stolz
behaupten: »Ich bin nicht hypnotisirbar,« sehr leicht
der Hypnose verfallen, weil eben Unlust oder Abneigung

---

[1]) Wer ist sensitiv? wer nicht? Oder kurze Anleitung, sensitive Personen mit Leichtigkeit zu finden. Wien 1856.

gegen das Hypnotisirtwerden nur dort massgebend ist, wo zugleich ein sehr energischer Wille diese Unlust unterstützt. Solche Personen dürften in der Regel durch Ueberrumpelung zu hypnotisiren sein.

Eigenthümlich ist es aber, dass man auch oft Personen antrifft, die den intensiven Willen besitzen, in Hypnose zu verfallen, und dessenungeachtet nicht hypnotisirt werden können. Dies ist dann meistens bei Nervösen oder Neurasthenikern der Fall.

## 2.

# Die Hypnoskope.

Vor ungefähr acht Jahren ist von einem Pariser Arzte, Dr. Ochorowicz [1]), sogar ein besonderes Instrument construirt worden, das auf einfache Weise die Eignung oder Nichteignung einer Person für Hypnose erkennen lassen sollte.

Das Hypnoskop, wie Ochorowicz diesen Apparat nennt, besteht aus einer kleinen ungefähr 5 Centimeter langen Röhre von Stahl, deren innerer Durchmesser etwa 4 Centimeter misst. Diese Röhre ist der Länge nach gespalten, so dass die Ränder klaffen und beiläufig einen Centimeter weit von einander abstehen. Das Instrument wird magnetisch gemacht, und zwar derart, dass der eine Spaltrand den Nord-, der andere den Südpol dieses eigenthümlichen Magnets bilden. Die ganze Vorrichtung wiegt nur 170 Gramm und soll, wenn die Magnetisirung eine gelungene ist, das Fünfundzwanzigfache des eigenen Gewichtes, also ein mehr als 4 Kilogramm schweres Eisenstück, tragen.

Die Figuren 12 und 13 auf Seite 67 zeigen das Instrument mit und ohne Anker.

Steckt man diesen Magnet nun einer Person derart an den mit dem Fingernagel nach abwärts gekehrten und ausgestreckt gehaltenen Zeigefinger, dass der Schlitz

---

[1]) Science et nature, 22 août 1885, N' 91, Paris.

Siehe ferner: Psychische Studien von Aksakow, Leipzig, Jahrgang (April-Juni-Juli-Heft) 1885, und Société de Biologie, 17. Mai 1884.

auf der nach oben gewendeten Innenseite des Fingers aufliegt (Fig. 14), so werden mitunter besondere Empfindungen wahrgenommen.

Nach Ochorowicz sind unter 100 Personen etwa 30, die solche besondere Empfindungen haben, die sehr verschieden sein können. Sie bestehen in Ameisenlaufen oder Prickeln oder Stechen, Zucken der Hand, Anschwellen des Fingers oder endlich in einem Gefühl von Wärme oder Kälte. Auf diese Wahrnehmungen selbst legt Ochorowicz weniger Werth. Ihn interessirt nur die eine Beobachtung, die er hiebei gemacht hat: jene Personen, die solche Empfindungen haben, sind nämlich — seiner Ansicht nach — immer leicht hypnotisirbar.

Zweck des Hypnoskops soll also das Auffinden von leicht hypnotisirbaren Personen sein. Diesem Zweck entspricht aber das Instrument, nach den Versuchen, die an verschiedenen Orten und von verschiedenen Forschern angestellt wurden, nicht immer. Worin liegt nun der Fehler? Ist Ochorowicz's Beobachtung ungenau, oder sind die Hypnoskope in ihrer Wirksamkeit verschieden?

Auch hier ist, wie bei den Arbeiten Charcot's, der Fehler einzig und allein darin zu sehen, dass nur mit Hysterischen oder Hysteroepileptischen experimentirt wurde. Diese Kranken sind nämlich gegen die Einwirkung von Stahl- oder Elektromagneten so sehr empfindlich, dass die Annäherung mässig starker Magnete an den Körper solcher Patienten — auch wenn sie gar nichts von dieser Annäherung wissen — bestimmte Empfindungen, häufig sogar Schmerzen erweckt. Wie wir schon an anderer Stelle gesehen haben, sind fast alle Hysterischen auch leicht hypnotisirbar. Es kann uns also durchaus nicht wundern, wenn Ochorowicz gefunden hat, dass alle im Hypnoskope Empfindenden gute hypnotische Medien seien.

Anders jedoch stellt sich die Sache, wenn mit gesunden oder wenigstens nicht hysterischen Personen
experimentirt wird.

Wir wissen aus einem früheren Abschnitte dieses

Fig. 12.

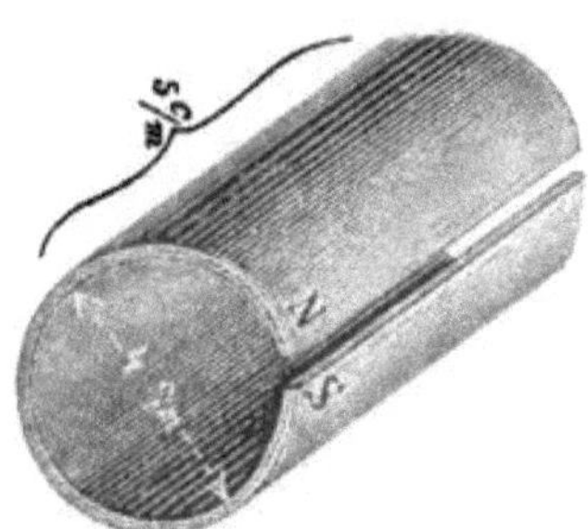

Einfaches Hypnoskop
ohne Anker.

Fig. 13.

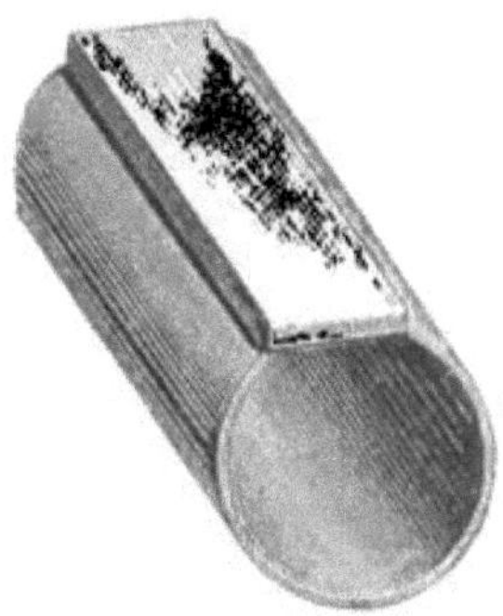

Einfaches Hypnoskop
verankert.

Buches, dass Magnete nicht nur auf kranke, sondern
auch auf gesunde Personen eine nicht zu leugnende
Einwirkung ausüben. Dies bestätigt sich bei Untersuchungen mit dem Hypnoskope neuerdings, obwohl

Fig. 14.

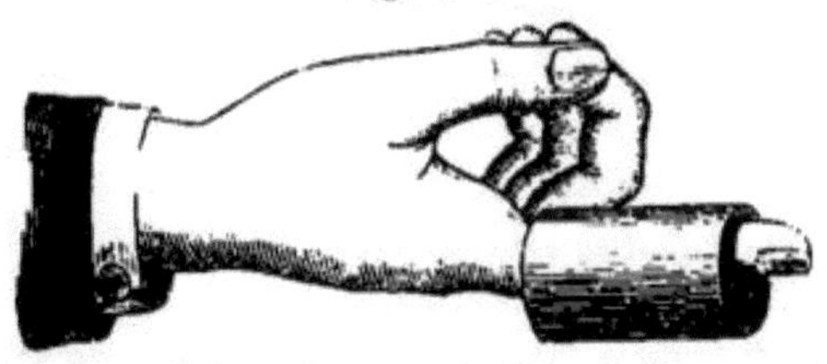

Einfaches Hypnoskop nach Dr. Ochorowicz.

dieser Apparat in der Form, die ihm Ochorowicz gegeben hat, mehrere Fehlerquellen aufweist. Ich habe mit
Original-Hypnoskopen von Ochorowicz experimentirt
und gefunden, dass der Procentsatz von etwa 30 auf 100,
den man für Hypnotisirbarkeit noch vor zwei bis

drei Jahren angenommen hatte, auch in Bezug auf die Sensitivität gegenüber dem Hypnoskope gilt. Weiters habe ich aber gefunden, dass Personen, die im Hypnoskope durchaus nichts empfanden, trotzdem sehr leicht hypnotisirt werden konnten, während umgekehrt wieder Solche, die sehr leicht in Hypnose verfielen, durchaus nichts empfanden.[1] Der Werth, den Dr. Ochorowicz seinem Apparate als Mediensucher — wenn ich diesen Ausdruck gebrauchen darf — beilegt, ist also zum mindesten sehr fraglich.

Eine andere hohe Bedeutung ist aber diesem Apparate nicht abzusprechen. Er bietet nämlich eine — wenn auch noch unvollkommene — Vorrichtung zur Untersuchung der Einwirkung von Magneten auf den menschlichen Organismus. Die Art und Weise, in der man bisher mit hufeisenförmigen Stahl- oder Elektromagneten untersuchte, kann wohl nicht als exact angesehen werden. Es ist also die Erfindung eines Apparates, wie es das Hypnoskop ist, als grundlegender erster Schritt auf diesem Gebiete freudigst zu begrüssen.

Freilich birgt der Apparat durch die Art, wie er angewendet wird, mehrere Fehlerquellen in sich.

Es werden nämlich:

1. durch den Temperaturunterschied zwischen dem kalten Eisen und warmen Finger, auf dem es aufliegt, Irrungen in Bezug auf die wahrzunehmenden Empfindungen ermöglicht,

2. treten wegen der gezwungenen Haltung und Belastung des Fingers in Folge rascher Uebermüdung der straff gespannten Streckmuskeln besondere Empfindungen auf, die von Unerfahrenen leicht auf Rechnung der magnetischen Einwirkung gesetzt werden können, und

3. entstehen in Folge der Berührung zwischen der immer mehr oder minder feuchten Haut des Fingers

---

[1] Dieselbe Beobachtung wurde von mehreren Aerzten und Professoren, so von dem bekannten Wiener Psychiater Herrn Prof. Dr. Obersteiner gemacht.

und dem blanken Metalle schwache Contactströme, die immerhin auch Empfindungen verursachen können.

Da die unter Einwirkung der magnetischen Kraft auftretenden Empfindungen im gesunden Organismus in der Regel ebenfalls nicht sehr stark sind, so wird auf die vorerwähnten drei Fehlerquellen bei hypnoskopischen Untersuchungen — wie ich diese Art von Untersuchungen nennen will — wohl zu achten sein. Zur Vermeidung von Irrthümern werden daher wohl entsprechende Vorsichtsmassregeln ergriffen werden müssen.

Ein anderer Factor, mit dem man zu rechnen hat und der ebenfalls sehr bedeutend werden kann, ist die hochgesteigerte Einbildungskraft mancher Individuen, die ihnen Empfindungen vorgaukeln kann, die jedweder reellen Basis entbehren.

Besonders sind es hier wieder hysterische und hysteroepileptische Personen, bei denen diese Selbsttäuschung so weit gehen kann, dass oft die blosse energisch ausgesprochene Behauptung einer zweiten Person genügt, um den Kranken auf das Vollständigste davon zu überzeugen, dass er dies oder jenes thatsächlich empfinde.

Bevor wir auf eine Besprechung der Vorsichtsmassregeln eingehen, die zur Sicherung des Experimentators gegen eine absichtliche oder unabsichtliche Täuschung zu ergreifen zweckmässig wäre, soll noch einiger Modificationen des Hypnoskops, sowie eines derartigen vom Verfasser selbst neu construirten Apparates und der damit erzielten Ergebnisse gedacht werden.

Es lag sehr nahe, zu versuchen, ob eine Verstärkung der magnetischen Kraft des Hypnoskops auch andere Resultate in Bezug auf die Art der Empfindungen und die Anzahl der Empfindenden hervorbringe.

Der wohlbekannte Philosoph Baron Hellenbach, der sich sehr für Hypnose und ähnliche Erscheinungen interessirte, liess in Wien ein Hypnoskop nach Ochorowicz's System herstellen, aber etwa dreimal so gross als die Originalapparate waren. Versuche damit haben zwar in Bezug auf die Art der Empfindungen keine bedeutend anderen Resultate ergeben, aber doch einen höheren Procentsatz Empfindender erwiesen.

Einen ähnlichen, aber noch stärkeren, aus drei

Fig. 15.

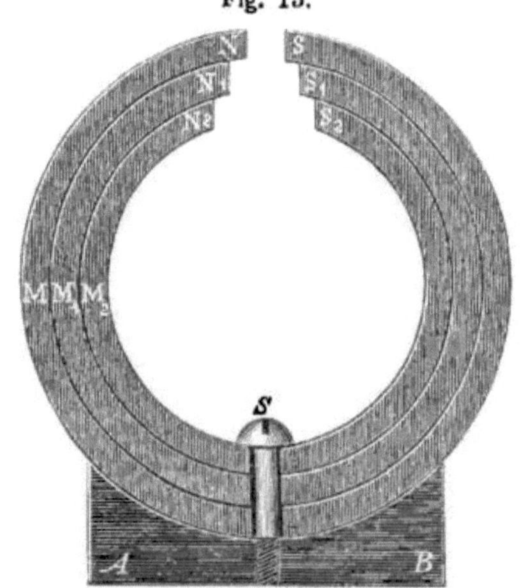


Verstärktes Hypnoskop, System des Verfassers.

0·7 Centimeter starken Stahllamellen bestehenden Apparat liess ich nach meinen Angaben herstellen.

Fig. 15 soll meinen Apparat versinnlichen. $M$, $M_1$, $M_2$ sind die drei Magnetringe. Sowohl deren Anordnung als auch die Lagerung der Pole ist aus der Figur ersichtlich. $A B$ ist ein Untersatz aus Messing, auf dem der innen 14 Centimeter weite und 6 Centimeter breite dreifache Magnetring aufliegt, der mit der Schraube $S$ festzuschrauben ist.

Bei Versuchen mit diesem Instrumente wurde der Finger nahe unter den Polen der Magnete hinein- und herausgezogen, um eine ähnliche Wirkung wie beim Streichen mit Magnetstäben zu erzielen.[1])

Dabei kam es vor, dass einige Personen andere Empfindungen als bei Anwendung der kleinen Hypnoskope von Ochorowicz wahrzunehmen vorgaben.

Fig. 16.

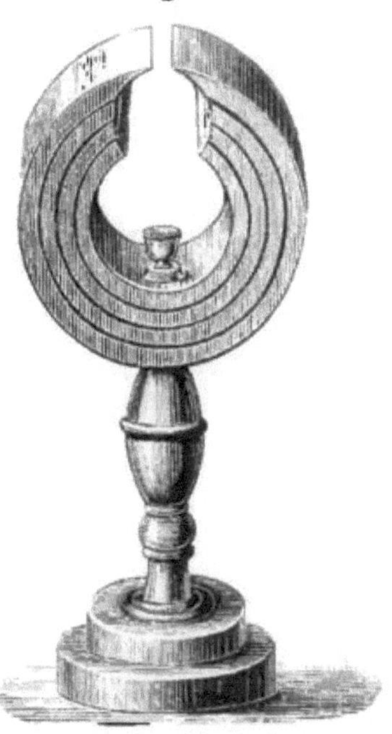

Um ein noch stärkeres magnetisches Feld zu erzielen und einen Apparat zu haben, bei dem alle Fehlerquellen des ersterwähnten Hypnoskops ausgeschlossen waren, construirte ich nachstehend beschriebene und abgebildete Vorrichtung.

---

[1]) Dieser Magnet wurde von mir neuestens derart umgestaltet, dass bei $N$, $N_1$, $N_2$ und $S$, $S_1$, $S_2$ ein cylindrischer Hohlraum vorhanden ist, in welchen man den Finger bequem hineinstecken kann. Anstatt dreier Magnetringe kommen bei diesem neuesten Hypnoskope vier solcher Lamellen zur Verwendung, die durch Filzwischenlagen getrennt sind. Fig. 16 veranschaulicht diesen Apparat.

Fig. 17 zeigt im Durchschnitte dieses Hypnoskop[1]) verankert, Fig. 18 ohne Anker. In einem 12 Centimeter weiten und 4 Centimeter breiten gut vernickelten Messingringe sind durch Kopfschrauben und die dazugehö-

Fig. 17.

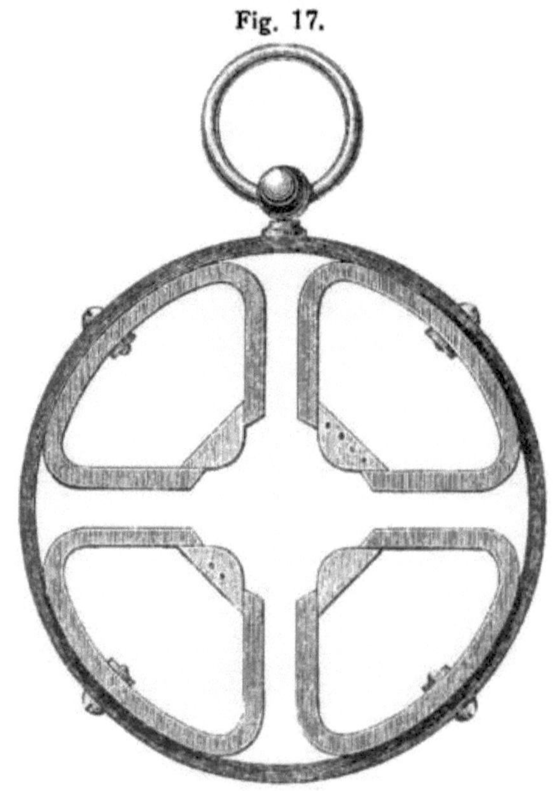

Combinirtes verstärktes Hypnoskop, eigener Construction.

rigen Schraubenmuttern vier dreikantig geformte Magnete festgehalten. Diese Magnetprismen, aus $\frac{1}{2}$ Centimeter starkem besten Magnetstahle hergestellt, haben eine

---

[1]) Der nun einmal eingeführte Namen Hypnoskop soll, obwohl sich eine bessere Bezeichnung für solche Apparate finden liesse, in diesen Zeilen beibehalten werden.

Breite, bezw. Tiefe von 6 Centimeter. Ihre Pole stehen
je 1 Centimeter weit auseinander. Die Entfernung je
zweier paralleler Polschenkel beträgt ebenfalls 1 Centimeter. Die Schenkel sind, wie aus der Zeichnung ersicht-

Fig. 18.

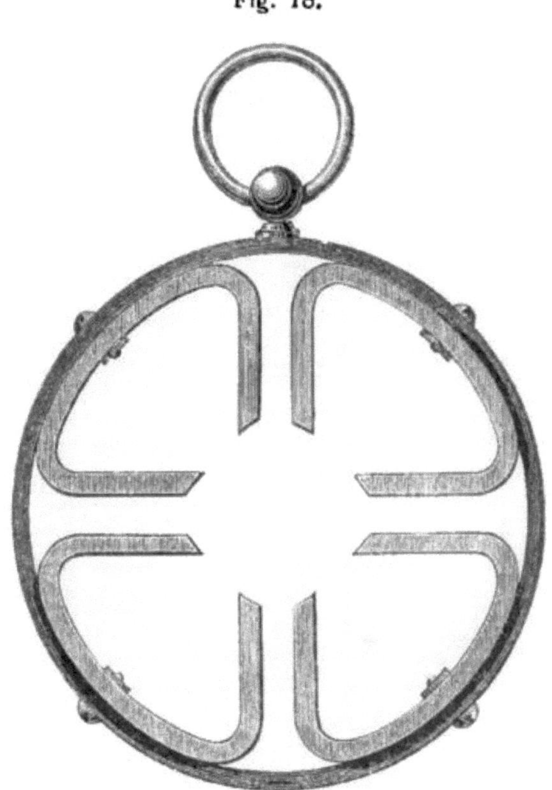

Hypnoskop ohne Anker.

lich, derart gruppirt, dass sie mit ihren Polflächen
einen Luftcylinder von 6 Centimeter Höhe und $3\frac{1}{2}$ Centimeter Basisdurchmesser einschliessen und durch Lüftung
dreier Schrauben leicht derart umgestellt werden können,
dass entweder ihre gleichnamigen oder ihre ungleichnamigen Pole nebeneinander stehen. Behufs Verhinderung

einer Abschwächung der magnetischen Kraft wird das Instrument, wenn es nicht gebraucht wird, in der aus Fig. 17 ersichtlichen Weise verankert. Durch vorstehend besprochene Anordnung der Magnete entsteht ein sehr

Fig. 19.

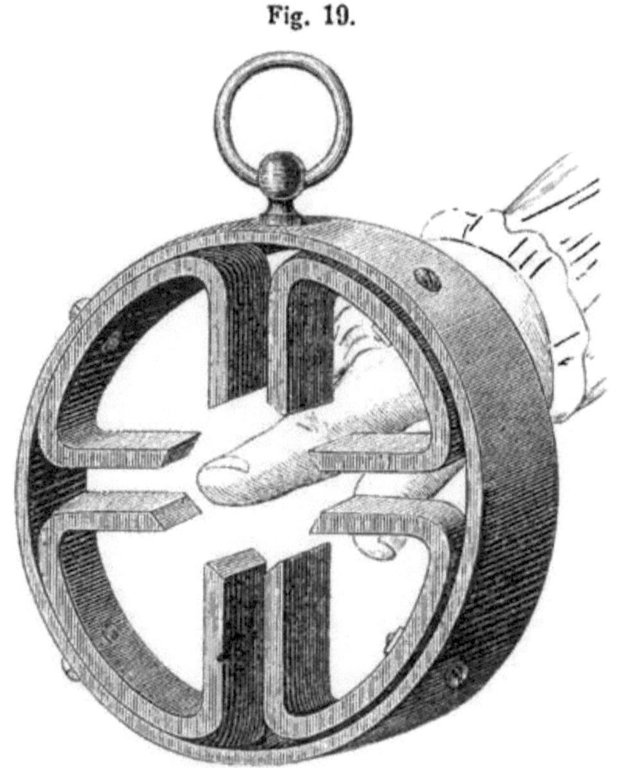

Art der Verwendung des Hypnoskops.

starkes magnetisches Feld in dem von den Polen begrenzten Hohlraume. Um die Einwirkung des Apparates auf den Organismus zu studiren, wird der Zeige- oder ein sonstiger Finger, wie Fig. 19 darstellt, in den mittleren Hohlraum gehalten, und zwar kann man die Hand dabei, um Ermüdung hintanzuhalten, in bequemster Haltung auf den Tisch legen und den Finger leicht gestreckt in die Höhlung schieben. Die Fehlerquellen des Hypnoskops von Ochorowicz sind hiebei gänzlich ausgeschlossen, denn es ist keine Berührung mit dem blossen Metalle, keine Belastung des Fingers und in Folge dessen auch keine Ueberanstrengung der Streckmuskeln nöthig.

Versuche, die mit diesem Apparate unter grösstmöglicher Vorsicht gegen Täuschungen jeder Art vorgenommen wurden, ergaben bezüglich der Art der Empfindungen ein ähnliches Resultat, wie Ochorowicz es erhalten. Nur der Procentsatz erwies sich als bedeutend höher, indem sich nicht ein Drittel, sondern zwei Drittel der untersuchten Personen empfindend erwiesen. Nachstehende Tabelle zeigt die erhaltenen Resultate.

| Art der Empfindung | Summarisch | Davon sind | | hypnotisirbar | | nicht hypnotisirbar | | hypnotischer Schlaf | |
|---|---|---|---|---|---|---|---|---|---|
| | | männ. | weibl. | Männ. | Weibl. | Männ. | Weibl. | Männ. | Weibl. |
| Ruhige gleichmässige Kühle . | 192 | 69 | 123 | 33 | 57 | 36 | 66 | — | — |
| Kühler Wind . | 312 | 108 | 204 | 36 | 72 | 72 | 132 | 12 | 39 |
| Empfindung des Elektrisirtwerdens | 348 | 129 | 219 | 69 | 114 | 60 | 105 | 21 | 75 |
| Zucken bis in den Arm . . . | 84 | 12 | 72 | 9 | 63 | 3 | 9 | — | 6 |
| Allseitiger Druck auf den Finger . | 24 | 3 | 21 | — | 6 | 3 | 15 | 3 | 9 |
| Gefühl von Wärme | 72 | 42 | 30 | 27 | 18 | 15 | 12 | 9 | 21 |
| Zusammen | 1032 | 363 | 669 | 174 | 330 | 189 | 339 | 45 | 150 |

Von 1566 untersuchten Personen äusserte sich demnach bei 1032 eine besondere Wirkung, und zwar waren von den Empfindenden 669 weiblichen und 363 männlichen Geschlechtes, von ersteren 330 hypnotisirbar,

339 nicht hypnotisirbar, von letzteren 174 hypnotisirbar und 189 nicht hypnotisirbar. Hiezu muss bemerkt werden, dass der Versuch zu hypnotisiren bei der Mehrzahl der Versuchspersonen nur einmal vorgenommen wurde und bei wiederholter Prüfung sich wahrscheinlich noch mehr Personen als hypnotisirbar erwiesen hätten.

Interessant ist aber eine andere Wirkung des Instrumentes, nämlich die hypnotisirende. Es hat sich gezeigt, dass einige Individuen, allerdings nur solche, die von mir schon öfter hypnotisirt worden waren, in Hypnose verfielen, wenn sie den Finger mehrere Minuten hindurch im Hypnoskope hielten. Diese Erscheinung dürfte lediglich der einseitigen Aufmerksamkeits-Concentration zuzuschreiben sein.

Was die Empfindungen selbst anbelangt, so scheinen diese von der Stellung der Pole abhängig zu sein. Im Laufe der Versuche wurde mit dem letztbeschriebenen Hypnoskope die Beobachtung gemacht, dass besonders bei jenen Personen, welche die Empfindung eines kühlen Luftzuges hatten, in dieser Hinsicht sich Unterschiede geltend machten, und zwar war die Richtung des Luftzuges von der Stellung der Pole zum Finger abhängig.

Bei der aus Fig. 20 ersichtlichen Polstellung trat nur Empfindung eines kühlen Luftzuges ein, ohne dass eine Richtung des letzteren hätte bestimmt werden können.

Wurden aber die Magnete so gestellt, wie Fig. 21 zeigt, nämlich dass die ungleichnamigen Pole nebenstehend waren, also gleichnamige Pole sich kreuzweise gegenüberstanden, so nahm der Luftzug eine bestimmte Richtung an. Diese erwies sich von der Stellung der Pole zum Finger insoferne abhängig, als der kühle Wind, wenn die Nordpole zur Rechten und Linken lagen, in der Regel vom Körper weg über die Fingerspitze zu blasen schien.

Wurden dann die Südpole in diese Lage gebracht (Fig. 21), so war die Windrichtung eine entgegen-

gesetzte, d. h. über die Fingerspitzen dem Körper zu.
Aus diesen Resultaten ergiebt sich also mit Gewissheit,
dass eine directe magnetische Einwirkung auf den
Körper besteht, und es hat sogar den Anschein, dass
auch die Polarität des einwirkenden Magnets nicht
gleichgiltig ist.[1]

Aber auch in anderer Hinsicht erwies sich die
Stellung der Magnete zum Finger von Bedeutung. Wenn
nämlich die Magnete so gestellt waren, wie Fig. 20 zeigt,

Fig. 20.                               Fig. 21.

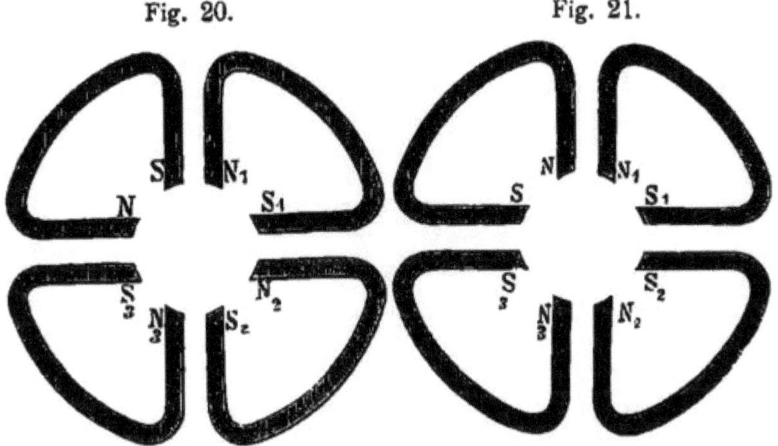


1. Polstellung beim Hypnoskope.     2. Polstellung beim Hypnoskope.

so war eine Verstärkung der Empfindung bemerkbar,
während bei Stellung der Magnete nach Fig. 21 eine
Schwächung der Gefühlswahrnehmung eintrat. Für den
ersten Moment scheint dies nicht erklärlich, denn man
sollte doch annehmen, dass bei letzterer Stellung der
Magnetpole eine bedeutendere magnetische Einwirkung
an den vier den Polen direct gegenüberstehenden
Fingerstellen auftreten müsse. Dies ist auch thatsächlich

---

[1] Ich verweise hier nochmals auf das schon angeführte Werk
Reichenbach's: »Der sensitive Mensch und dessen Verhalten zum
Ode«, worin der Verfasser des Eingehenden über die verschieden-
artige Einwirkung der beiden Pole auf den Organismus spricht.

der Fall; betrachtet man aber die magnetischen Kraftlinien für beide Polstellungen, so klärt sich dieser
Widerspruch sofort auf. Die nachfolgenden Fig. 22,
23 und 24 zeigen die Kraftlinien des Hypnoskops, und zwar die erste Figur für einen einzelnen

Fig. 22.

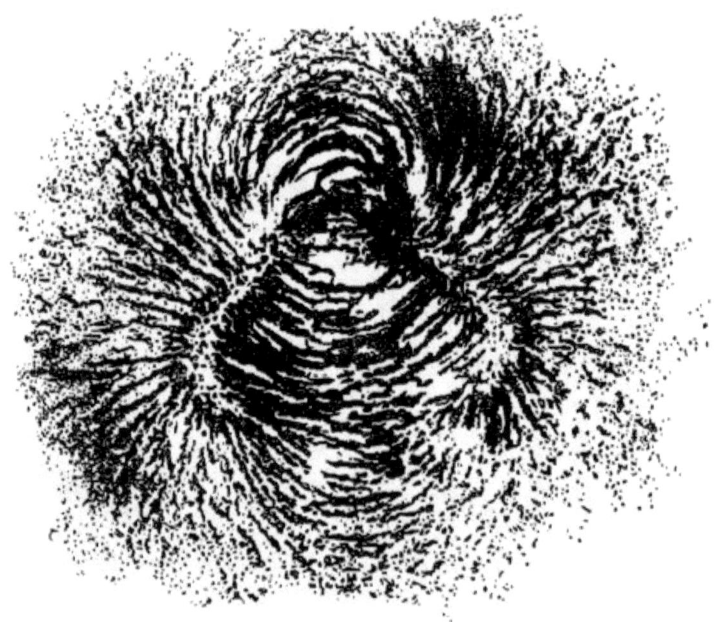

Kraftlinien für einen einzelnen Magnet des Hypnoskops.

isolirten Magnet des Apparates, die zwei anderen Abbildungen für das ganze Magnetsystem, für die beiden
vorbesprochenen Anordnungen der Pole.

Wenn die Pole so stehen, dass je ein Südpol
neben einem Nordpol zu liegen kommt, also:

$$N\,S\,N_1\,S_1\,N_2\,S_2\,N_3\,S_3,$$

so nehmen die magnetischen Kraftlinien eine solche
Richtung, dass sie den in den Apparat gehaltenen

Finger an mehr Stellen und mehr im Fleische schneiden.
während bei anderer Reihenfolge der Pole,

$$N\,S\,S_1\;N_1\;N_2\;S_2\;S_3\;N_3,$$

der Finger an den Blutleitern und Nerven fast gar nicht

Fig. 23.

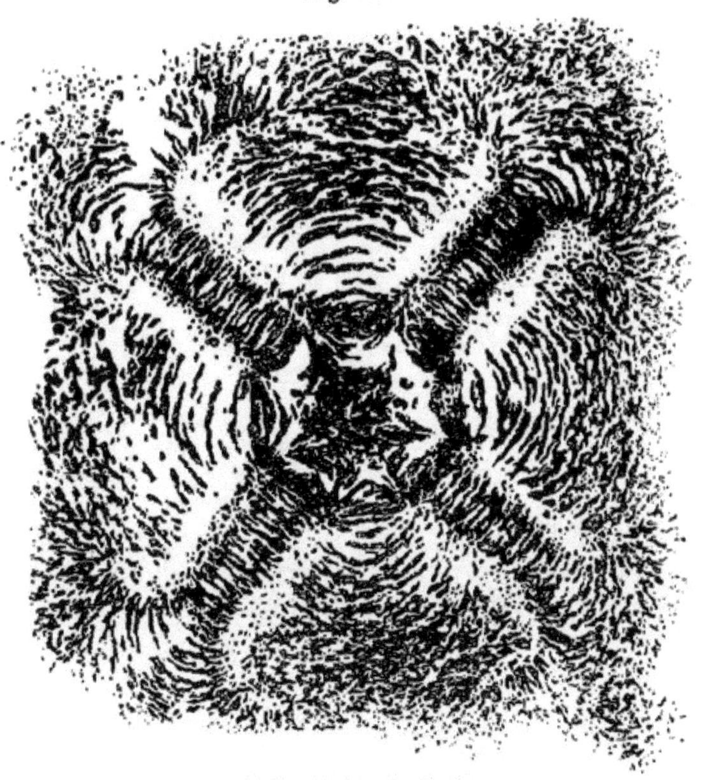


Kraftlinien des Hypnoskops.

oder doch nur höchstens in sehr geringem Masse ge-
schnitten wird.

In Folge dieses Umstandes wird natürlich im
ersteren Falle die stärkere Wirkung. also eine stärkere
Gefühlsempfindung eintreten müssen.

Aber nicht nur der Stärkegrad der Empfindungen wird durch Verstärkung des magnetischen Feldes, in welches der Finger gebracht wird, bis zu einem bestimmten Maximum gesteigert, sondern es tritt

Fig. 24.

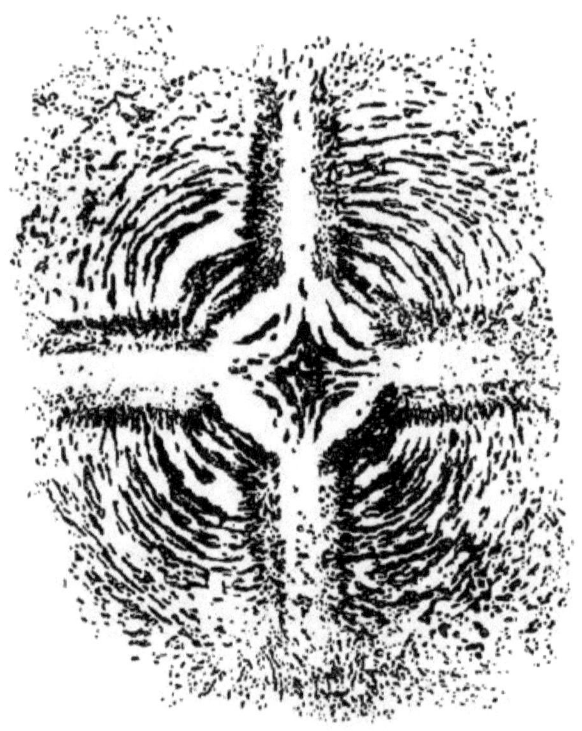


Kraftlinien des Hypnoskops.

durch die verstärkte magnetische Einwirkung auch in der Art der Empfindungen eine Aenderung ein.

In mehreren Fällen zeigte sich, dass die untersuchten Personen bei Anwendung verschiedener Instrumente von ungleicher magnetischer Kraft nur eine

Steigerung der Stärke einer Empfindung wahrnahmen,
bei anderen — und dies war die Mehrzahl — zeigte sich
unter denselben Umständen auch noch eine Veränderung
der Empfindungen, und zwar in nachstehender Reihenfolge:

Kühle,
kühler Luftzug,
Ameisenlaufen,
Druck auf den Finger,
Zucken, wie es durch Elektrisiren hervorge-
bracht wird,
Wärme.

Auch Schwerwerden des Armes, aber ohne Anschwellen, wie es Ochorowicz beschrieben hat, konnte
von mir beobachtet werden, jedoch nur in seltenen
Fällen.

Um die Verschiedenheit der polaren Einwirkung
näher untersuchen zu können, construirte ich noch
einen anderen aus drei Magneten bestehenden Apparat.
Dabei kann man die beiden Pole gesondert auf den
Finger einwirken lassen. Diese Vorrichtung besteht,
wie aus Fig. 25 ersichtlich ist, aus den beiden
eigenartig geformten Magneten $S_1 N_1$ und $S_2 N_2$ und
dem geraden Magnetstabe $SN$, der zwischen den
beiden ersteren eingelagert ist.

Mittelst der Schraube *Sch* werden diese drei Magnetstäbe derartig aneinander festgehalten, dass von den
sechs Polen je zwei etwa 6 Centimeter lange Hohl-
räume von 3·5 Centimeter Basisdurchmesser bestimmt
werden, welche intensive magnetische Felder beider
Polaritäten bilden. Durch diese Form und Anordnung
der Magnete wird es ermöglicht, die Wirkung der beiden
verschiedenen Pole unabhängig von einander zu untersuchen. Die Ergebnisse der Versuche mit diesem
Apparate sind noch nicht genügend sichergestellt, um
hier besprochen zu werden.

Bevor wir diesen Abschnitt schliessen, dürfte es gerathen sein, noch kurz einiger Vorsichtsmassregeln zu gedenken, die bei hypnoskopischen Untersuchungen zu ergreifen sind.

Es wurde schon an anderer Stelle erwähnt, dass bei derlei Untersuchungen die Einbildung und Phantasie der Personen, mit denen man experimentirt, vom Experimentator nicht ausser Acht gelassen werden darf, und dass er in dieser Hinsicht besonders bei hysterischen Individuen häufigen Irrungen durch Selbsttäuschung der Versuchspersonen ausgesetzt ist.

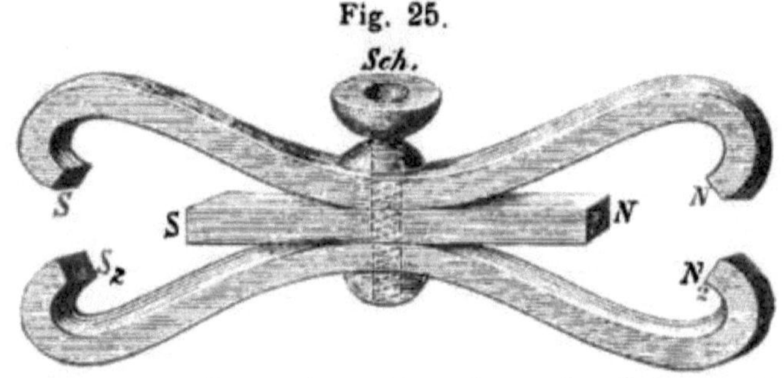


Fig. 25.

Vorrichtung zur Untersuchung der polaren Einwirkung auf den menschlichen Organismus.

Es hat daher als erster und oberster Grundsatz zu gelten, dass dem Individuum, das man einer Untersuchung unterzieht, vor dem Experimente keinerlei Andeutung über die Art des vorzunehmenden Versuches gemacht werden darf. Man muss es daher der Versuchsperson überlassen, sich über besondere Wahrnehmungen oder Empfindungen selbst zu äussern, da durch die blosse Frage: »Was fühlen Sie?« oder »Fühlen Sie etwas?« häufig schon Grund zu einer Selbsttäuschung gelegt wird.

Ferner empfiehlt es sich, wiederholte Controlsversuche mit unmagnetischen, aber den magnetischen Hypnoskopen dem Aeussern nach gleichen Apparaten anzustellen, natürlich ohne dass der Versuchs-

person die Verschiedenheit der Apparate bekannt gemacht wird.

Um ferner die Wirkung, welche die vom Stahl
ausströmende Kälte hervorbringt, auszuschalten, wäre
das Experiment mit einem bis zur Körperwärme er-
hitzten, gleich construirten Instrumente vorzunehmen.

Um endlich die Wirkung, die Metalle an und
für sich auf manche Personen äussern, in Wegfall zu
bringen, wäre es rathsam, mit Hypnoskopmodellen aus
Holz oder Presspapier dieselben Versuche wie mit den
Originalapparaten anzustellen.

Ferner darf man sich nie mit einem einzigen Versuche begnügen, sondern soll zu verschiedenen Tageszeiten mit derselben Person experimentiren, um auf
Grund zahlreicher Daten positive Ergebnisse zu erzielen.

Was den Einfluss anbelangt, den der Magnet
auf den Organismus äussert, so dürfte er auf
zweierlei Ursachen zurückzuführen sein, nämlich auf
eine Einwirkung auf das Blut[1]) und eine auf die
Nerven, bezw. auf die Nervenströme.

Bezüglich der ersteren Wirkung findet man eine
Erklärung in dem Eisen- und Sauerstoffgehalt des Blutes.
Diese Aeusserung der magnetischen Wirkung scheint
rein mechanischer Natur zu sein, d. h. nur auf An-
ziehung und Abstossung para-, bezw. diamagnetischer
Stoffe zu beruhen. Was hingegen den magnetischen
Einfluss auf die Nerven anbelangt,[2]) so dürfte hier eine
besondere Inductionswirkung vorliegen, die aber mit

---

[1]) Dass thatsächlich eine magnetische Einwirkung auf das
Blut stattfindet, haben Dr. Th. Clemens und Medicinalrath Dr. Herse,
sowie mehrere andere Aerzte dargethan. Diese Wirkung wurde sogar schon zur Heilung von Anschoppungen venösen Blutes bei Venen-
entzündungen mit bestem Erfolge angewandt.

[2]) Dass ein solcher wirklich besteht, beweist die Erscheinung
des sogenannten magnetischen Transfertes, worauf wir übrigens
in einem späteren Abschnitte noch ausführlicher zu sprechen
kommen.

der gewöhnlichen elektromagnetischen Induction nicht zu verwechseln ist.

Bei Beachtung der hier angeführten Grundsätze bei Vornahme hypnoskopischer Experimente dürfte das Ergebniss wohl als ein positives zu bezeichnen und Täuschungen möglichst ausgeschlossen sein.

Eines gilt aber von den Hypnoskopen als sicher, nämlich dass deren Werth als »Mediensucher« — wenn man diesen Ausdruck gebrauchen darf — ein in jeder Hinsicht negativer ist, während hingegen diese Apparate zum Zweck des Studiums der magnetischen Einwirkung auf den Organismus sich als sehr geeignet erwiesen haben.

## 3.

# Die hypnogenen Mittel.

Um den hypnotischen oder magnetischen Zustand herbeizuführen, giebt es unzählige Methoden. Fast jeder Operator hat seine besondere Art zu magnetisiren und wendet diesen oder jenen Handgriff als besonders wirksam an. Alle diese Arten beruhen aber im Wesentlichen auf einem und demselben Principe, nämlich auf einer besonderen Einwirkung auf das Nervensystem der Versuchsperson. Diese Einwirkung nun kann eine zweifache sein, nämlich:

*a)* eine physische,
*b)* eine psychische (suggestive),

d. h. der abnorme Zustand des Nervensystems, der im Somnambulismus besteht, kann durch einen äusseren Sinnesreiz oder durch einen rein seelischen Reiz erzielt werden.

Wir können demnach die hypnogenen Mittel in zwei Hauptgruppen zusammenfassen und wollen letztere entsprechend den vorerwähnten Arten der Einwirkung als »physische und physikalische Mittel« und als »psychische Mittel« bezeichnen.

In die erstere Gruppe gehören die genügend bekannten Methoden, die entweder durch Striche, durch »Fixiren der Augen des Subjects seitens des Hypnotiseurs oder Fixiren eines glänzenden Punktes durch das Subject selbst,« ferner durch »Druck auf bestimmte Muskelpartien des Kopfes«, durch Ueberreizung des Gehörs, oder endlich durch »Druck auf gewisse Blutleiter« Hypnose bewirken.

Die zweite Gruppe umfasst jene Arten, wobei der energisch ausgesprochene Befehl (Suggestion) des Operators, dass bestimmte Zustände im Subjecte eintreten sollen, dieses veranlasst, durch einen unbewusst bleibenden Willensact eine Erregung jener entsprechenden Gehirnpartien einzuleiten, von denen aus die bezüglichen Empfindungs- oder Bewegungsnerven in Action gesetz werden.

Hier muss übrigens noch einer besonderen Art hypnotischer Erscheinungen Erwähnung geschehen, nämlich jener hypnotischen Zustände, die seinerzeit von dem amerikanischen Arzte Dr. Baker Fahnestock[1]) als »Statuvolence«, d. h. gewollter Zustand, beschrieben worden sind.

Bei dieser Art von Hypnose geht die Erregung durch den Willensact nicht von einer zweiten Person (Operator, Magnetiseur), sondern vom Subjecte selbst und bewusst aus.

Es ist ja bekannt, welche Macht ein fester Wille hat und wie er häufig schon im gewöhnlichen Leben genügt, um körperliche Schmerzen, Unbehagen, starke Triebe etc. zu unterdrücken. Durch genügende Uebung und richtige Leitung des Willens kann man es sogar so weit bringen, sich selbst zu hypnotisiren, d. h. in den künstlichen Nervenschlaf zu versetzen und auch sich selbst wieder zu dehypnotisiren.[2])

Doch kehren wir zu unserem eigentlichen Thema zurück. Es giebt also bei Hypnotisirung durch

---

[1]) Dr. med. William Backer Fahnestock, Statuvolism or artificial Somnambulism, Lankester 1872.

Ferner: Statuvolence oder der gewollte Zustand und sein Nutzen als Heilmittel in Krampfzuständen etc. Deutsch von Gr. Constantin Wittig, Leipzig 1884, bei O. Mutze.

[2]) Ausführlicheres darüber siehe in unserem Werke »Aus übersinnlicher Sphäre«. Wien 1890.

p s y c h i s c h e n  E i n f l u s s  z w e i e r l e i  F ä l l e  zu
unterscheiden:

1. Eine Art, wobei der Impuls von einer zweiten Person, dem M a g n e t i s e u r, ausgeht, und

2. eine Art, wobei bewusster Willensimpuls
und unbewusste Erregung des Centralnervensystems
in einer und derselben Person, dem M e d i u m, vor
sich geht.

Wir wollen nun kurz jene Methoden besprechen,
die von bewährten Operatoren angewendet und
empfohlen wurden und die auch thatsächlich — in
der Regel wenigstens — von gutem Erfolge begleitet sind.

Die physikalischen Methoden beruhen durchwegs
auf einer mehr oder minder geschickt eingeleiteten
Ueberreizung gewisser Sinnesnerven (vorwiegend Ge-
sichts-, Gehörs- und Tastsinn), während bei den psychischen Methoden lediglich durch die Suggestion des
Hypnotiseurs die gewünschte Vorstellung in solcher
Intensität erregt wird, dass der Wille der Versuchsperson nicht dazu ausreicht, sich dieser Vorstellung
(Zwangsvorstellung) zu entziehen.

Uebrigens kann man nie mit Bestimmtheit
einer Methode vor einer zweiten den Vorzug geben,
da ja die Nervenerregbarkeit und Willensstärke bei
verschiedenen Personen sehr verschieden und selbst
bei einer und derselben Person die verschiedenen Sinnesnerven ungleich erregbar sind. Dies ist auch die Ursache, dass man bei vielen Personen 10-, 20mal und
auch noch öfter versuchen kann, auf die eine Art zu
hypnotisiren, ohne einen entschiedenen Erfolg zu erlangen, während häufig mit Leichtigkeit Schlaf eintritt,
wenn eine andere Art zur Anwendung gelangt.

Während man vor einigen Jahren noch die physischen Methoden sehr stark in Anwendung brachte,

giebt man heute den suggestiven Beeinflussungsarten
den Vorzug und wendet erstere bedeutend seltener an.

Nach diesen einleitenden Worten können wir nun
zur Betrachtung der hypnogenen Manipulationen
schreiten. Eine der ältesten Methoden zu hypnotisiren,
bezw. zu magnetisiren, dürfte die von Mesmer, dem
Entdecker des thierischen Magnetismus, sein.


## Mesmer's Methode.

Mesmer setzte sich der zu beeinflussenden
Person gegenüber, fixirte deren Augen scharf, wobei
er ihre Hände in den seinen hielt. Nach 10 bis 15
Minuten liess er dann die Hände los und machte in der
Entfernung von einem bis mehreren Centimetern vom
Körper des Mediums Striche mit seiner Hand, wobei
er am Scheitel begann, langsam nach abwärts
fuhr, bei den Augen, der Brust, der Magengrube und
den Knien wenige Augenblicke die Fingerspitzen an den
Körper anlegte. Diese Manipulation wurde 10- bis
15mal wiederholt; zeigte sich eine Wirkung an der
einzuschläfernden Person, so wurde die Sitzung fortgesetzt, wenn nicht, so versuchte Mesmer an demselben
Tage nicht weiter, sondern nahm die betreffende Person
erst am nächsten Tage wieder vor. Mesmer ging
von dem Grundsatze aus, dass durch das Magnetisiren
nicht immer Schlaf eintreten müsse, sondern dass sogar
in der Mehrzahl der Fälle dies nicht geschehe. Wenn
trotzdem magnetischer Schlaf eintrete, so sei dies in
der Regel ein kritischer Versuch der Natur zur Heilung einer Krankheit.

Nachdem Mesmer die Wirkungen des Magnetisirens einem allverbreiteten Fluide zuschrieb, das auch
übertragbar und verladbar sei, so beschränkte
er sich nicht darauf, seine Patienten immer durch
eigentliche persönliche Einwirkung zu magnetisiren,

sondern übertrug seine Kraft auf verschiedene Stoffe, ja selbst auf besondere Apparate, die er Baquets[1] nannte.

Ausser den Baquets verwendete Mesmer noch andere magnetisirte Gegenstände, z. B. Blumen, Bäume etc., hauptsächlich aber Wasser.

Wenn es auch sehr fraglich erscheint, ob beim Magnetisiren irgend eine Kraftübertragung stattfindet oder der magnetisirte Körper irgendwie mit Kraft geladen wird, so steht doch Eines als unumstössliche Thatsache fest, nämlich, dass Wasser durch sogenanntes Magnetisiren mit der Hand irgend eine Veränderung erleidet. Sämmtliche für Hypnose empfängliche Personen und Sensitiven unterscheiden auch sofort magnetisirtes Wasser von unmagnetisirtem einzig und allein durch den Geschmack.

Das Magnetisiren des Wassers geschieht dadurch, dass man ein Glas frisches reines Wasser auf die Fingerspitzen der einen Hand stellt, während man die Fingerspitzen der zweiten Hand in geringer Entfernung über der Oberfläche des Wassers hält. Dann fährt man einige Striche an den Aussenwänden des Glases mit der freien Hand herab. (Siehe Fig. 26.) Wenn man zwei gleiche Gläser mit Wasser aus einer und derselben Quelle füllt, das eine davon auf beschriebene Weise magnetisirt, das andere hingegen nicht, so findet ein halbwegs gutes Medium durch Kosten — ja oft durch Berührung mit der Hand — allein heraus, welches das magnetisirte und welches das nicht magnetisirte ist. In manchen Fällen geht diese Empfänglichkeit des Subjectes sogar so weit, dass es durch Trinken von magnetisirtem Wasser sofort in Schlaf verfällt.

---

[1] Auch die Bezeichnungen »magnetische Behältnisse«, »magnetische Batterien«, »Gesundheitszuber«, »Parapathos« waren für solche Vorrichtungen gebräuchlich.

Mesmer also verwendete, wie gesagt, vielfach solch zubereitetes Wasser als Ersatz für seine Person,

Fig. 26.

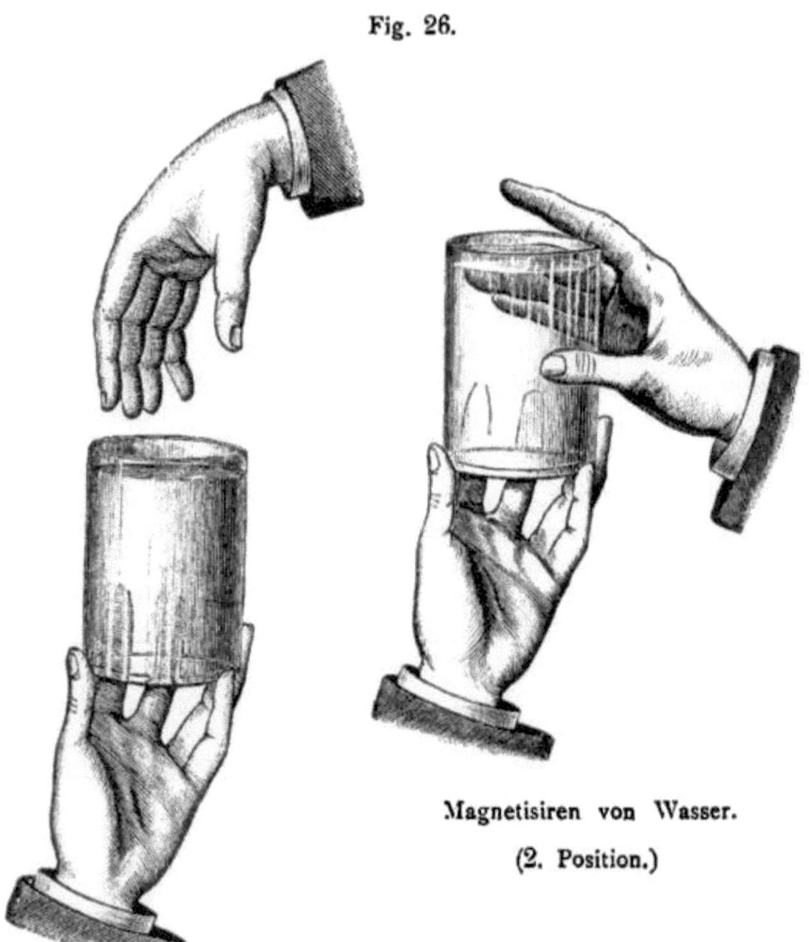

Magnetisiren von Wasser.

(1. Position.)

Magnetisiren von Wasser.

(2. Position.)

um in seiner Abwesenheit bestimmte Wirkungen hervorzubringen.

Mesmer's Methode, künstlichen Nervenschlaf zu erzielen, ist gut zu nennen und wird auch heutzutage noch vielfach angewandt.

Aehnlich ist jene des französischen Arztes Deleuze, die wir in Folgendem in Uebersetzung nach der in den Berichten der Salpêtrière zu Paris angeführten Stelle wiedergeben wollen.

## Gewöhnliche Art zu Magnetisiren von Dr. Deleuze.

Wenn ihr einig seid, eine magnetische Cur durchzuführen, so entfernt vor Allem aus der Umgebung des Kranken alle Personen, die belästigen könnten; duldet um euch nur eine Person als Ehrenzeugen und verlangt von dieser, dass sie sich weder durch die Art der Krankenbehandlung, noch durch die auftretenden Wirkungen alteriren lasse, sondern dass sie einzig und allein mit eurem Willen, Gutes zu wirken, den ihren vereine. Macht es euch vollkommen bequem, dass es euch weder zu warm noch zu kalt ist, dass die freie Bewegung durch nichts gehindert wird und Niemand die Sitzung unterbricht. Lasst ferner eure Kranken sich so bequem als möglich setzen, und zwar derart, dass ihr etwas erhöht ihnen gegenüber sitzt und ihre Knie und Füsse die euren berühren; dann befehlt ihr, sich gänzlich gehen zu lassen, an nichts zu denken und sich durch nichts zu zerstreuen, sich nicht zu fürchten, sondern zu hoffen und sich nicht beunruhigen oder entmuthigen zu lassen, wenn durch das Magnetisiren Schmerzen entstehen.

Wenn ihr euch dann gesammelt habt, nehmet des Kranken Hände zwischen eure Hände derart, dass eure Daumen sich an der Innenseite berühren und fixiret hiebei mit den Augen scharf jene des Patienten. In dieser Lage werden die Hände 2 bis 5 Minuten gehalten, so lange, bis ein gleichmässiges Gefühl von Wärme in den Händen eingetreten ist. Dann werden sie abgezogen, nach auswärts gedreht, dass die Aussenseite vom Körper abgewendet ist und so bis zum Kopfe des Patienten gehoben. Hierauf setzt man die beiden Daumen auf die Schultern und zieht sie mit leiser Berührung bis zu den Fingerspitzen. Diese Striche sind fünf- bis sechsmal zu wiederholen, wobei die Hände nach dem Striche durch die Luft zurückgeführt werden. Dann werden die Hände auf dem Kopfe aufgelegt, einen Augenblick so gehalten und hierauf an der Vorderseite des Gesichts und in Entfernung von 1 bis 2 Zoll bis zur Magengrube herabgeführt, dort etwa 2 Minuten liegen gelassen, wobei der Daumen in der Magengrube selbst aufliegt, die übrigen Finger hingegen seitwärts gehalten werden müssen. Nun wird der Strich bis zu den Knien oder besser bis zu den Fussspitzen fortgesetzt und dort geschlossen. Diese Manipulation wird während des grössten Theiles der Sitzung wiederholt. Auch kann man unter Annäherung des Körpers an den Kranken die Hände am Genick einsetzen, um von da langsam über das Rückgrat zu den Hüften, weiters über die Schenkel zu den Knien und Fussspitzen zu streichen. Nach diesen vorbereitenden ersten Strichen können auch die Hände auf den Kopf gelegt und Striche von den Schultern über die Arme und über den Körper vom Magen an gemacht werden.

Diese Methode ist ebenfalls ziemlich einfach, wenn auch Manches daran als überflüssig auszusetzen wäre; aber man erreicht auf diese Art gute Erfolge und dies ist wohl die Hauptsache.


## Methode des englischen Arztes Dr. James Braid.

B r a i d erzwingt Hypnose durch Ueberreizung der Sehnerven, indem er seine Versuchspersonen einen kleinen

I.

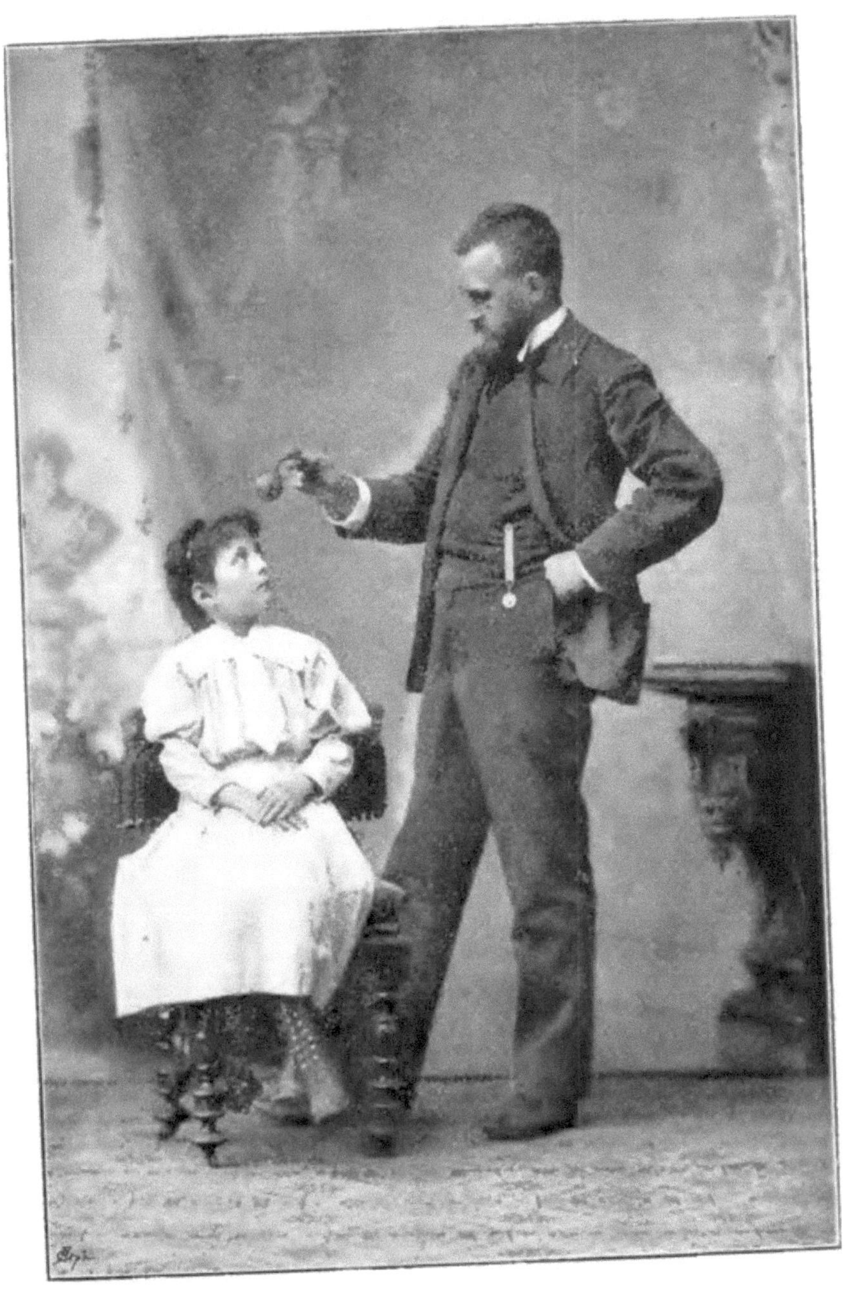

glänzenden Punkt angestrengt fixiren lässt, der nahe
oberhalb der Augen, beiläufig in der Höhe der Nasenwurzel und nur wenig von ihr entfernt, gehalten wird.
Hiebei werden aber die Augen in Folge des
starken Schielens sehr angestrengt, thränen, und oft
heftig. Die auf diese Weise oft Hypnotisirten klagen meist
nach dem Erwachen über Augenschmerzen und ein-
genommenen Kopf.

Am bequemsten verwendet man als Gegenstand zum
Fixiren kleine facettirte Glasstücke — wie sie zu

Fig. 27.

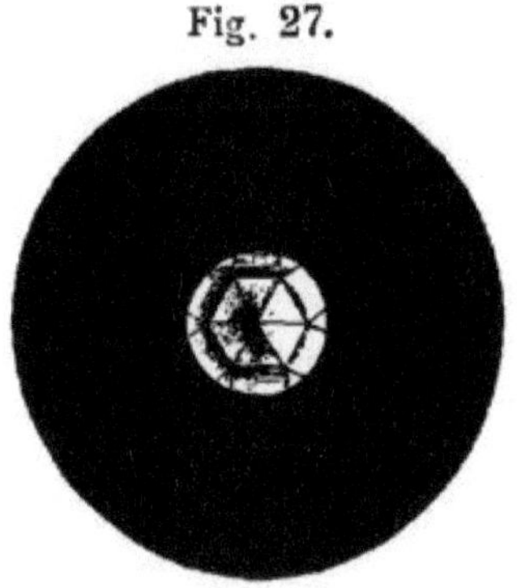

Glasfacette nach Hansen.

Theaterschmuck gebraucht werden — und die in
schwarzer Holzfassung befestigt sind. Sie wurden
von dem bekannten dänischen Magnetiseur Charles
Hansen eingeführt und sind jetzt allgemein gebräuchlich. Fig. 27 stellt eine solche Facette dar.

Tafel I lässt erkennen, wie der Hypnotiseur die
Facette oder die Krystallkugel zu halten hat, um
Hypnose zu erzielen. Eine unbedingt sichere Methode
der Hypnotisirung — die für alle Personen gleich
wirksam ist — giebt es nicht. Demnach beruht der Erfolg der guten Hypnotiseure darin, dass sie zu indivi-
dualisiren verstehen, d. h. erkennen, welche Methode
für diese oder jene Person geeigneter erscheint; ferner

darin, dass sie neue Methoden zu finden vermögen. Die eine Person reagirt leichter auf Gesichts- oder Gehörsreize, eine zweite ist leichter durch Gefühlsreize zu hypnotisiren, eine dritte reagirt schon auf den blossen Befehl, oder auf energisches Zureden u. s. f. Vielfach erweist es sich auch empfehlenswerth, physikalische Hilfsmittel mit der Suggestion zu verbinden. Dabei ist es für alle Fälle sehr zweckmässig, auf den in jedem Menschen schlummernden Hang zum Mystischen zu speculiren und die Umgebung, d. h. den Versuchsraum recht phantastisch auszuschmücken. Je mehr geheimnissvolle Bilder, Symbole, Apparate etc. herumstehen, desto mehr wird die Phantasie des zu Hypnotisirenden angeregt, und gerade bei den schwerst zu beeinflussenden, den Neurasthenikern, trägt dies zum Erfolge oft mehr bei, als die gelehrteste wissenschaftliche Behandlung. Nicht ausser Acht zu lassen sind dabei drei Factoren: farbiges Licht und Wohlgerüche, sowie auch noch sanfte wehmüthige Musik.

In der richtigen Anwendung und Verbindung dieser Factoren sind die unglaublichen Erfolge zu suchen, die Mesmer in Paris bei den Franzosen, diesem für Alles Phantastische so zugänglichen Volke, erreicht hat.

Es mag hier noch eines kleinen selbst construirten Apparates gedacht werden, der meinen Erfahrungen nach bei Personen, die auf blosse Suggestion nicht reagiren, vielfach unterstützend wirkt. Er besteht aus einem kleinen lautschnarrenden Laufwerke, das in der Mitte zweier metallener Halbkugeln angebracht ist. Von der unteren Halbkugel geht ein Gummischlauch weg, der ungefähr 2 Meter lang ist und an seinem anderen Ende ein Dreiwegrohr aus Glas trägt, das mit Hörrohren versehen ist, wie sie beim Phonographen zur Verwendung kommen. Der durch Fig. 28 dargestellte Apparat wird derart angewendet, dass die Hörrohre der Versuchsperson in die Ohren gesteckt,

das Laufwerk in Gang gesetzt und die obere Halbkugel auf die untere aufgesetzt wird. Man erreicht
dadurch eine Verschliessung der Gehörgänge gegen
äussere Geräusche und eine ziemlich heftige gleichmässige Erschütterung der Trommelfelle, wodurch ich

Fig. 28.

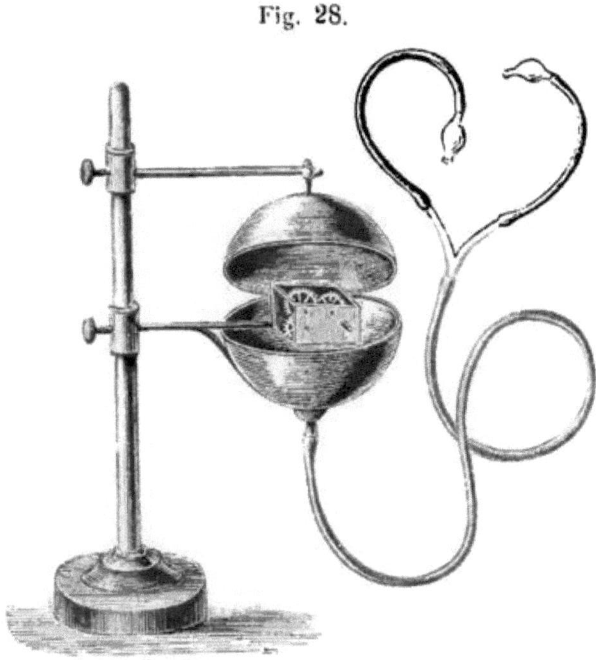

bereits bei vielen hartnäckig refractären Personen Hypnose einzuleiten im Stande war.

Sehr zweckmässig erweist sich auch eine kleine,
durch Fig. 29 versinnlichte Vorrichtung, die aus einer
an einem gebogenen Haken befestigten, etwa 2 Centimeter grossen Bergkrystallkugel besteht und vermittelst
eines Gummibandes derart an der Stirne befestigt
werden kann, dass sie etwas über und zwischen den
beiden Augen zu stehen kommt.

Diese Art der Hypnotisirung ist übrigens schon seit dem Alterthum bekannt; man gebrauchte damals Spiegel, glänzende Wasserflächen etc. zu demselben Zwecke. In späterer Zeit wurde als besonders wirksam ein rundes Zinkplättchen, in dessen Mitte ein polirtes Kupferstückchen eingelassen war, häufig an-

Fig. 29.

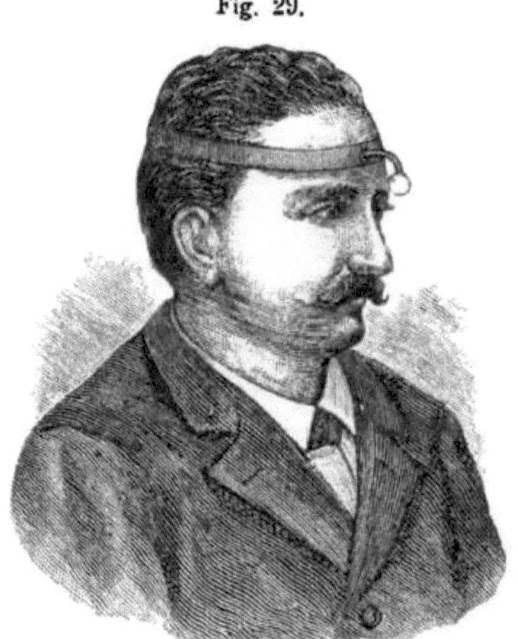

Hypnotisirvorrichtung.

gewendet. Als Ursache dieser Wirkung glaubte man besondere elektrische Strömungen annehmen zu müssen. Braid's Versuche haben aber unwiderleglich nachgewiesen, dass nur die hiebei eintretende Ermüdung des Sehnervs durch Ueberreizung und die in Folge dessen eintretende Veränderung in den dem Sehnerv zugehörigen Gehirnpartien Ursache der Hypnose ist.

Braid begann seine Versuche über thierischen Magnetismus im November 1841. Schon damals sprach er die Ansicht aus, dass das anhaltende, aufmerksame Starren in die Augen des Magnetiseurs Ursache des Schlafes sei, indem dadurch die zum Auge gehörigen Nervencentren mit ihren Annexen vorübergehend gelähmt und so das zum normalen Wachen nöthige Gleichgewicht des Nervensystems gestört werde.

Er erklärte weiter, dass in Folge dieser Gleichgewichtsstörungen in den Gehirn- und Rückenmarkscentren auch Störungen der Muskelthätigkeit vorhanden seien, in Folge deren bedeutende Schwankungen im Blutumlaufe und in der Athmung verursacht würden.

Als zweite Hauptursache des Schlafes sei das Anspannen der Aufmerksamkeit der Versuchsperson zu betrachten. Das Ganze hänge lediglich vom physischen und psychischen Zustande des Patienten ab, keineswegs aber vom Willen des Operators.

Eine eingehende Besprechung dieses Gegenstandes findet sich in Braid's umfangreicher Neurypnologie,[1] ausser welcher dieser Arzt übrigens noch mehrere den Hypnotismus behandelnde Werke und Abhandlungen geschrieben hat.[2]

---

[1] Neurypnology or the rationale of nervous sleep, considered in relation with animal magnetism. Illustrated by numerous cases of its succesful application in the relief and cure of disease by J. Braid. London and Edinburgh 1843.

[2] Magic. Witchcraft, Animal magnetism, Hypnotism and Electro Biology by J. Braid. 3 London 1852.

Electro Biological Phenomena physiologically and psychiologically considered by J. Braid. Aus »Monthly Journal of Medical science«. London 1851, 12. Bd., S. 511—532.

Hypnotic Therapeutics, illustrated by cases. With an appendix of Table moving and Spirit-rapping by J. Braid. Ebendaselbst 1853.

The physiology of fascination an the critics criticised by J. Braid, erschienen im Report of the 25 Aneeting held at Glasgow im September 1855 der British Association.

Observation on the Nature and Treatement of certains forms of paralysis by J. Braid. London 1855.

## Methode des Abbé Faria.

Diese Art zu hypnotisiren beruht auf rein psychischer Wirkung und ist auch oft von Erfolg begleitet. Man könnte sie eigentlich als Schreckhypnose bezeichnen, denn sie beruht auf dem durch Ueberrumplung des nichts ahnenden Mediums hervorgebrachten Erschrecken.

Faria pflegte nämlich der einzuschläfernden Person, plötzlich sich erhebend, die Hände entgegenzustrecken und ein lautes »Schlaf!« oder »Schlafen Sie!« zuzurufen, wodurch meistens sofort Hypnose eintrat und die betreffende Person schlafend auf ihren Sitz zurücksank. Wenn nicht sofort nach dem erstenmale eine Wirkung eintrat, so wiederholte Faria bis viermal den Versuch, und erst dann erklärte er, wenn kein Erfolg eintrat, eine Person für refractär.

Es ist offenbar, dass bei dieser Methode mehrere starke psychische Momente zusammenwirkten, indem:

1. der Ruf, den Faria als Magnetiseur genoss,
2. die Ueberraschung, und endlich
3. die Furcht vor der anscheinend geheimnissvollen Kraft Faria's die Versuchsperson in eine Art halb kataleptischen Zustandes versetzten, woraus dann häufig — besonders bei rechtzeitiger Wiederholung des Versuches — wirkliche tiefe Hypnose entstand. Diese Hypnotisirungsmethode wäre wohl, da sie keinerlei Vorbereitungen oder besondere Vorrichtungen bedarf, als einfachste und bequemste Art allen anderen vorzuziehen. Sie leidet aber an einem Uebelstande, dass sie nämlich nicht sehr zuverlässig ist, und die so behandelten Medien nur in eine Art Halbhypnose verfallen und erst durch Striche oder Gehörsreize vollständig hypnotisirt werden müssen.

---

Observations on trance or humain hybernation by J. Braid. London 1850.

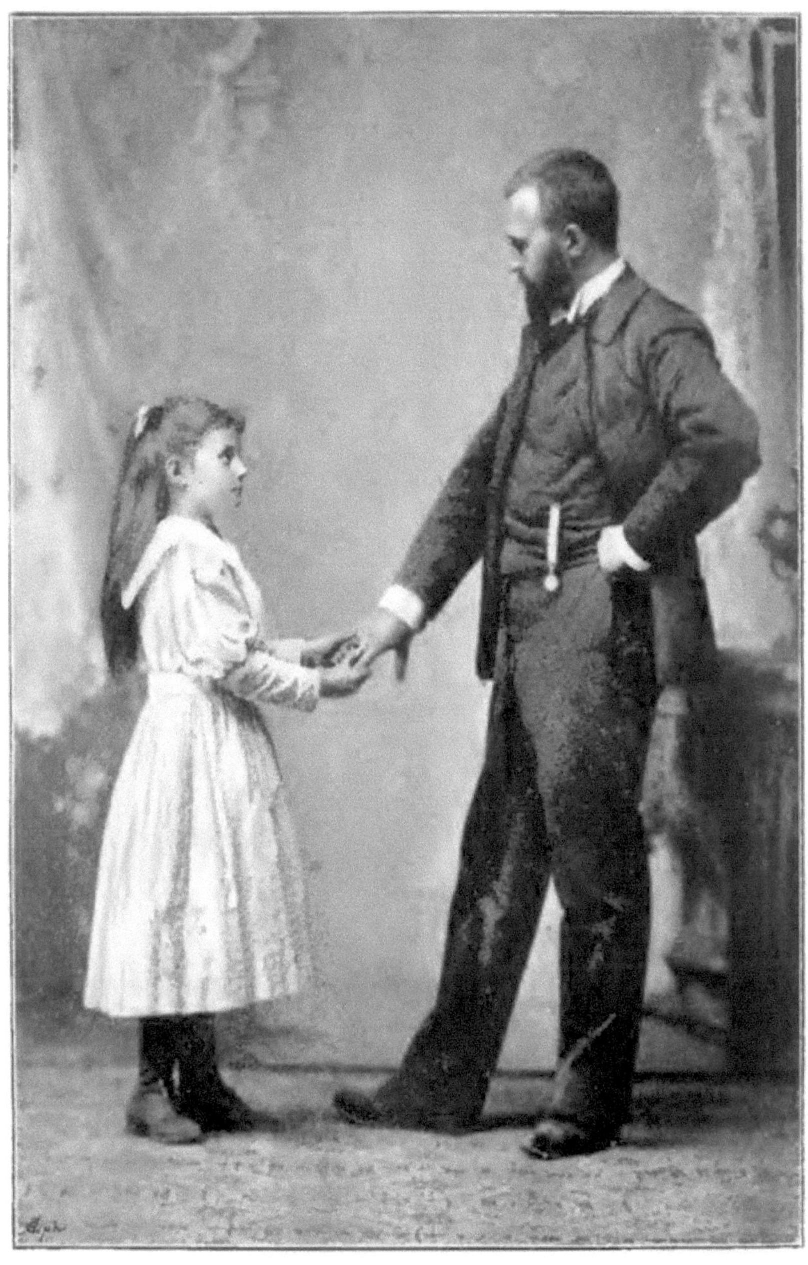

## II

Als einfaches und — was mehr werth — unschäd-
liches Experiment, um in Gesellschaften Skeptiker von
der Existenz hypnotischer Zustände zu überzeugen,
eignet sich aber eine ähnliche Art von partieller Hypnotisirung, wie ich sie mit Vorliebe anzuwenden pflege
und nachstehend beschreiben will.

## Meine Methode zu hypnotisiren.

Ich pflege einer Person aus der Gesellschaft, in
der Regel einer Dame, die mir für das Experiment
geeignet erscheint, zu sagen, dass ich im Stande sei,
durch meine Nervenelektricität nicht zu robust gebaute
Individuen zu elektrisiren. Zum Beweise dessen lasse
ich von dieser Person je zwei Finger meiner rechten
Hand mit je einer Hand derart anfassen, wie neben-
stehende Figur auf Tafel II zeigt, warte einige Secunden
und frage dann, ob sie irgend eine besondere Empfindung wahrnimmt. Ist die Person für den Versuch
geeignet, so erfolgt immer eine bejahende Antwort,
und zwar schildert mein Medium die Empfindung in
den Armen und in ihrem Oberkörper als eine Art
Ameisenlaufen und später als Gefühl des Einschlafens
der Arme. Ist die Person so weit, so sage ich: »Bitte,
geben Sie nun genau auf das acht, was ich Ihnen
sagen werde. — Halten Sie meine Finger fest, — —
fester — — noch fester — so — und nun können
Sie meine Hand nicht mehr loslassen!« Dies ist
auch immer der Fall. Durch einige Striche, welche ich
mit meiner linken Hand dann über die Unterarme der
Versuchsperson — mit directer Berührung — führe,
wird noch der Krampf, der die Handmuskeln in dieser
Lage gefangen hält, verstärkt und jetzt ist es, sogar
auf meine Aufforderung hin, dem Medium unmöglich,
loszulassen.

Um diesen Zustand wieder aufzuheben, blase ich
die krampfhaft haltenden Hände an und sage: »Nun sind

Sie wieder frei, bitte loszulassen!« und löse dadurch den Krampf.

Das Bild auf nebenstehender Tafel II zeigt ein derartiges Experiment, das mir auch als Vorprobe für Eignung zur Hypnose dient. Jene Personen nämlich, bei denen der vorbeschriebene Versuch gelingt, sind immer gute Medien und es bedarf nur geringer Anstrengung, um sie in Hypnose zu versetzen.

Soll eine Person in den künstlichen Nervenschlaf versetzt werden, so setze ich mich ihr gegenüber, lasse sie die Augen schliessen, nehme ihre Hände in meine Hände, wobei die vier Daumen gegeneinander gepresst werden, und ersuche die Versuchsperson, sich ruhig zu verhalten und einer eintretenden Neigung zum Schlafe widerstandslos nachzugeben.

Bei schwer zu beeinflussenden Personen empfiehlt es sich in der Weise, wie dies Tafel III erkennen lässt, mit den Daumen über die Augenbrauen zu streichen, wodurch vielfach das Eintreten der Hypnose beschleunigt wird. Ich rathe unbedingt, stets vor Vornahme weiterer Experimente, an das Schlafende die Frage zu stellen: »Fühlen Sie sich vollkommen wohl? — Kann man mit Ihnen, ohne Ihnen zu schaden, weitere Versuche vornehmen?« und endlich: »Wie lange soll ich Sie schlafen lassen?«

Ist die Person eingeschlafen, was in der Regel nach 2 bis 10 Minuten geschieht, so vertiefe ich mit einigen Strichen über Kopf und Brust den Schlaf und suche die Schlafende zum Sprechen zu bringen, was leicht gelingt, wenn man die eine Hand auf ihren Kopf legt, mit der anderen eine ihrer Hände ergreift und gegen die Magengrube spricht. Ich frage zuerst: »Hörst du mich?« diese Frage muss meist einigemale wiederholt werden, ehe eine Antwort erfolgt. Diese ist anfangs leise, kaum hörbar. Nach öfterem Fragen und dem Befehl laut zu sprechen, wird die Sprache des Schlafenden deutlich vernehmbar.

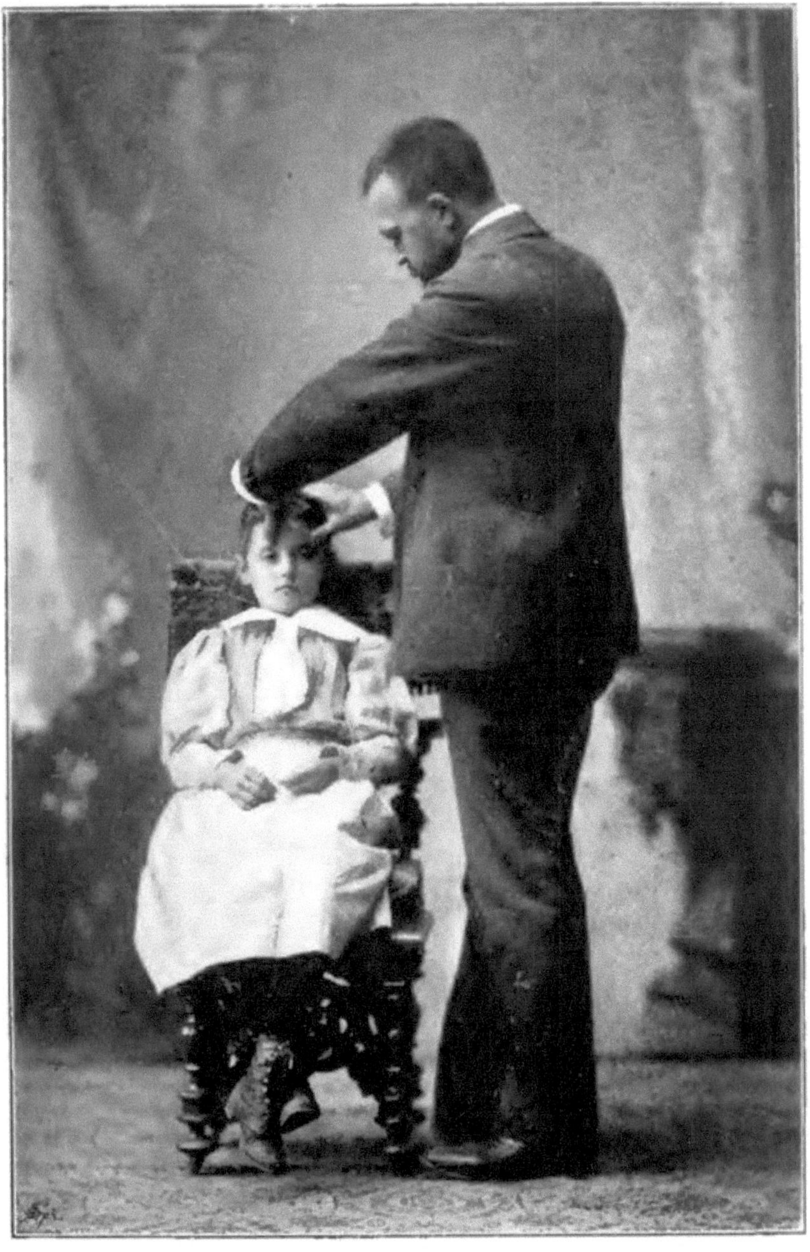

## III

Dies ist dann der Zeitpunkt, weitere Experimente durchzuführen ; jedoch ist es rathsam, bei einem ersten Versuche mit dem erzielten Schlafe sich zufrieden zu geben und keine weiteren Versuche anzustellen. Ist die Antwort befriedigend, so lasse man sie ruhig schlafen, doch nicht länger als höchstens 20 Minuten, wenn auch sie selbst noch fortzuschlafen verlangen sollte. Durch diese einfache Vorsichtsmassregel erspart man sich vielfach unangenehme Zwischenfälle, denn das Medium erkennt im hypnotischen Zustande sehr wohl, was ihm schädlich ist und was ihm gut thut. Hätte der Hypnotiseur Neukomm, bevor er Frl. von Salamon hypnotisirte, diese Fragen gestellt, so wäre zwar nicht die eingetretene Katastrophe vermieden worden, aber ihm der Vorwurf erspart geblieben, dass er den Unglücksfall beschleunigt hätte.

Vor dem Aufwecken, das in der Regel durch den blossen Befehl: »Wach auf!«, zu bewirken ist, erweist es sich gut, die betreffende Person nochmals nach etwaigen Schmerzen oder Unwohlsein zu fragen und ihr einzuprägen, dass sie nach dem Erwachen vollkommen frisch und wohl sein müsse. Oft verlangt die Schlafende auf eine besondere Art geweckt zu werden. Man thut gut, wenn möglich, dem ausgesprochenen Wunsche Folge zu leisten,' da das Medium instinctiv die ihm zuträglichste Art des Erweckens erkennt. Hiedurch kann man häufig unangenehme Folgen, wie andauernde Mattigkeit, Schlaftrunkenheit, ja selbst Krämpfe vermeiden. Wenn der einfache Befehl aufzuwachen nicht fruchtet, so ist es angezeigt, durch Anblasen des Gesichts und durch Gegenstriche das Erwachen zu beschleunigen. Niemals jedoch soll man heftige Mittel, wie derbes Schütteln des Schlafenden oder Begiessen mit Wasser anwenden, auch nach Möglichkeit Berührung durch fremde Personen vermeiden. Will auch durch Blasen und Gegenstriche der Schlaf nicht weichen, so lasse man die Person, wenn

Puls, Herzschlag und Athmung nicht beängstigende
Abnormitäten aufweisen, ruhig weiterschlafen und versuche erst nach weiteren 10 bis 20 Minuten sie nochmals
zu wecken. Meistens erwacht übrigens während dieser
Zeit das Medium von selbst. Bei Angabe der Art des
Erweckens durch die Schlafende ist es nöthig, sich
genau nach den Worten zu richten, da scheinbar geringfügige Versehen störend wirken.

Die Magnetiseure der alten Schulen pflegten für
besondere Zustände, die beim Schlafenden eintreten
konnten, ganz besondere Manipulationsweisen anzuwenden und schrieben fast für jeden einzelnen Fall
besondere Striche vor.

Bevor wir diesen Abschnitt schliessen, muss noch
kurz jener im Alterthume und Mittelalter gebräuchlichen
Art, durch sogenannte magnetische Räucherungen und
»Hexensalben« Hypnose zu bewirken, erwähnt werden.
Derlei Mittel wirken durch die in den Räucherpulvern
und in den Salben enthaltenen narkotischen Stoffe, unter
denen in erster Linie das Bilsenkraut, der Saft der
Mohnköpfe (Opium), Schierling, Eibenkraut, Tollkirsch-
kraut u. s. w. zu nennen sind, und die durch ihren Ge-
halt an Alkaloiden abnorme Zustände des Centralnervensystems verursachen.

In unseren Gegenden werden derlei Mittel heute
wohl nur selten mehr verwendet; in Asien, Afrika,
Australien, Amerika, ja selbst in den nordeuropäischen
Ländern, so z. B. in Lappland und Finnland, gehören
sie aber durchaus nicht zu den Seltenheiten.

Die Inder gebrauchen den Saft des Somastrauches
als Somatrank, um sich in den somnambulen Zustand
zu versetzen. Die Schamanen bewirken dasselbe durch
Trinken von starkem Branntwein und durch über-
mässiges Rauchen.

Die Hexen des Mittelalters — die nur als
idiosomnambule Personen zu betrachten sind — rieben
sich mit verschiedenen Salben ein, welche Narcotica

enthielten, und wurden dann theilweise in Folge der betäubenden Wirkung der durch die Haut in das Blut dringenden Alkaloide theils durch psychische Wirkung hypnotisch.

Diese Arten Hypnose zu erzeugen, sind jedoch nicht unbedenklich, da stets mehr oder minder heftige Folgen der Vergiftung zurückbleiben und bei öfterem Gebrauche der erwähnten Mittel Sinnesschwäche, ja selbst Wahnsinn entsteht. Manche Aerzte pflegen die Hervorbringung der Hypnose dadurch einzuleiten oder zu unterstützen, dass sie der Versuchsperson etwas Chloroformparfum[1]) zu riechen geben, doch würden wir wegen der Anwandlungen von Unwohlsein, die dabei mitunter eintreten, dieser Methode nicht das Wort sprechen. Ein tüchtiger hypnotischer Arzt muss sich auch ohne diese Halbnarkose Rath schaffen können.

[1]) Z. B. mit Chloroform gemischtes Rosenöl etc.

**4.**

# Eintheilung der Erscheinungen der Hypnose.

Die Wirkungen des Hypnotismus äussern sich aber für alle Fälle auf so verschiedene Weise, sind so mannigfach und hängen von so vielerlei Umständen ab, werden von einer hypnotischen Schule enger begrenzt, von einer andern weiter ausgedehnt, von manchen Gegnern zum Theile ganz verläugnet, dass es unmöglich erscheint, eine allseitig genügende, genaue Eintheilung derselben zu geben. Eine beiläufige Gruppirung ist zwar möglich und es haben mehrere Erforscher dieses Gebietes versucht, derartige Zusammenstellungen zu machen. Die erste derselben stammt von Kluge[1]). Sie ist zwar nicht vollkommen entsprechend, verdient aber doch angeführt zu werden, da die verschiedenen Zeiträume des Verlaufs des Somnambulismus darin in ziemlich klarer Weise getrennt erscheinen. Der Fehler, der daran hauptsächlich zu rügen wäre, ist, dass die zeitliche Reihenfolge der einzelnen Zustände nicht gebührender Art berücksichtigt wird.

Kluge unterscheidet drei Hauptgrade des Somnambulismus, deren jeder wieder in zwei Untergrade zerfällt, und ausserdem noch einen siebenten Grad.

---

[1]) C. A. F. Kluge, Versuch einer Darstellung des animalischen Magnetismus als Heilmittel. Berlin 1811 und 1819 §§ 78, 89.

*

S c h e m a.

| 1. Hauptgrad.<br>Der rein physisch-<br>magnetische Zu-<br>stand. | 2. Hauptgrad.<br>Der geistig magne-<br>tische Zustand. | 3. Hauptgrad.<br>Der geistig magnetische<br>Zustand mit Exaltation<br>des inneren Sinnes. |
|---|---|---|
| 1. Wachen. 2. Halb-<br>schlaf. | 1. Mag-<br>netischer<br>Schlaf.   2. Einfacher<br>Somnambulis-<br>mus (vollkom-<br>mene Krise). | 1. Hellsehen,   2. Ekstase<br>Clairvoyence   (allge-<br>(Selbst-   meine<br>beschauung).   Klarheit). |

Zur Kennzeichnung dieser Grade führt K l u g e folgende Einzelheiten an:

1. G r a d. W a c h e n. Die Sinnesorgane sind noch in vollkommener Thätigkeit, es zeigen sich aber in den Gliedern schon leise Anzeichen erhöhter Functionen.

2. G r a d. H a l b s c h l a f, u n v o l l k o m m e n e K r i s e. Der Kranke hat ein Gefühl von Schwere in den Augen und schliesst sie, hört aber und schläft noch nicht.

3. G r a d. M a g n e t i s c h e r S c h l a f. Derselbe ist ein ruhiger, tiefer, erquickender Schlaf, nach dem Erwachen fehlt jede Rückerinnerung.

4. G r a d. E i n f a c h e r S o m n a m b u l i s m u s. Der Schlafende erwacht im Schlafe. Letzterer steigert sich zu scheinbar normal-wachem Selbstbewusstsein. Es entsteht Schlafwachen und Schlafhandeln, aber nur in der magnetischen Sphäre und in Abhängigkeit vom Magnetiseur. Der Schläfer wird, wie die Franzosen sagen, »somniloque« oder »crisoloque«.

5. G r a d. C l a i r v o y e n c e, H e l l s e h e n. Der Somnambule geht wie bei dem Uebergange von dem zweiten in den dritten Grad wieder in sich zurück, aber bei erhöhtem inneren Bewusstsein.

6. G r a d. E k s t a s e. Es tritt Fernsehen in Zeit und Raum, Erkennen vergangener und gegenwärtiger, dem Bewusstseinsinhalte fehlender Dinge, sowie zukünftiger

Ereignisse ein. Der Somnambule ist im Zustande höchster Gemüthsruhe und Seligkeit.

Als siebenten Grad fügt Kluge bei:

7. Grad. Entzückung. In diesem Zustande tritt nochmals ein Zurückgehen in sich selbst mit Aufhebung des Intellectuellen ein.

C. W. Hufeland stimmt in seiner Eintheilung mit der von Kluge mit Ausnahme des siebenten Grades im Wesentlichen überein.[1]

Eine andere nicht uninteressante Eintheilung stammt von Eschenmayer.[2]

Er unterscheidet folgende vier Stufen:

1. Stufe. Magnetische Anschauung. Dieser Grad ist charakterisirt durch nachstehende Merkmale: Anschauung seiner selbst; Versetzung der Sinne in die Magengegend oder an die Fingerspitzen und Zehen. Durchschauen der Zustände anderer Personen; gesteigerter innerer Naturinstinct; Selbstverordnen dienlicher Mittel. — Der Somnambule redet, antwortet auf Fragen und kann das beschreiben, was er sieht.

2. Stufe. Magnetisches Hellsehen. Gesteigerte Imaginationsfähigkeit. Vorhersagen der Paroxysmen, Fernsehen und Selbstverordnen, sowie gesteigertes Gedächtniss und Erinnerung.

3. Stufe. Magnetische Sympathie. Erhöhtes Gefühlsvermögen. Individueller Rapport mit dem Magnetiseur, Antipathie gegen Andere, doppelte Persönlichkeit und Anschauung des fremden Lebens.

---

[1] C. W. Hufeland, Journal der praktischen Heilkunde 1815, Bd. 29, St. 2, pag. 10.

[2] C. A. v. Eschenmayer, Versuch, die scheinbare Magie des thierischen Magnetismus aus physiologischen und psychologischen Gründen zu erklären. 1816, §§ 9, 10.
Siehe ferner: Eschenmayer's Psychologie. 1817, pag. 238.

4. Stufe. Magnetische Divination. Erhöhte Phantasie; Fernsehen in Zeit und Raum, Ortsversetzung des Schlafenden im Traume.

Diese Eintheilung beruht auf der Spaltung der Gefühlsseite der menschlichen Seele in: Anschauung, Einbildungskraft, Gefühlsvermögen und Phantasie; muss aber als gänzlich unzureichend und verfehlt bezeichnet werden, da in derselben die niederen Stadien des Somnambulismus gänzlich unbeachtet geblieben und die einzelnen Erscheinungen vielfach verwechselt sind.

Eine weitere Eintheilung ist die De Lausanne's, welche seinerzeit von den Aerzten der französischen magnetischen Schule allgemein angenommen wurde.

Lausanne[1]) unterscheidet zwölf magnetische Stufen. Die ersten acht bezeichnet er als »Halbkrisen« (Demicrises), die letzten vier als »Krisen« (Crises).

Die Stufen sind folgende:

1. Stufe. Gefühl von Wärme und Kälte beim Magnetisiren.

2. Stufe. Schwere des Kopfes und der Glieder; Schliessen der Augen.

3. Stufe. Geschlossene Augen; obgleich der Kranke hört, kann er nicht antworten.

4. Stufe. Leichter Schlaf und Traumerinnerung aus demselben.

5. Stufe. Tiefer Schlaf.

6. Stufe. Sanfter und leichter Schlaf. Wohlgefühl nachher.

---

[1]) Éléments du magnétisme animal, ou exposition succinte des procédies, des phénomènes et de l'emploi du magnétisme animal par M. de Lausanne. Paris 1808, 8, pag. 21.

Des principes et des procédés du magnétisme animal, et de leurs rapports avec les lois de la physique et la physiologie par M. d. Lausanne. Paris 1819. 2 vols., 8, vol. II, pag. 300.

7. **Stufe.** Scheinbarer Schlaf. Unbeweglichkeit des Körpers. Der Somnambule hört und antwortet auf Fragen. Entwicklung des Instincts.

8. **Stufe.** Dunkle Anschauung der Krankheit, Sympathie und Antipathie mit einzelnen Personen.

9. **Stufe.** Hellsehen im eigenen Körper; Selbstverordnung; Voraussagung der Heilung.

10. **Stufe.** Unvollkommenes Hellsehen in fremde Körper.

11. **Stufe.** Vollkommenes Hellsehen in fremde Körper; Voraussagung der Heilung und Bestimmung der Arzneimittel.

12. **Stufe.** Fernsehen und Voraussehen.

Diese Classificirung ist, was die äusseren Erscheinungen des Somnambulismus anbelangt, richtiger, als die Eschenmayer's, vernachlässigt aber die psychische Seite derselben zu sehr.

Von hohem Interesse ist die Eintheilung von Kieser.

Er theilt die Erscheinungen des Somnambulismus in zwei Hauptgruppen, nämlich:

1. die Erscheinungen während des Einschlafens, und

2. die Erscheinungen während des Erwachens.

Jede dieser beiden Hauptgruppen umfasst drei Unterabtheilungen (Stadien), und zwar je ein vegetatives, ein animalisches und ein sensitives, welche in der ersten Hauptgruppe in der angeführten Reihenfolge ansteigen, in der zweiten in verkehrter Folge absteigen.

Also:

**Allgemeiner Somnambulismus.**

| Erste Hälfte. Einschlafen. | | | Zweite Hälfte. Erwachen. | | |
|:---:|:---:|:---:|:---:|:---:|:---:|
| 1 | 2 | 3 | 1 | 2 | 3 |
| vegetatives Stadium. | animalisches Stadium. | sensitives Stadium. | sensitives Stadium. | animalisches Stadium. | vegetatives Stadium. |

Kieser illustrirt dies durch das auf Seite 111 wiedergegebene Schema:

Er unterscheidet im Leben des Menschen nämlich ein Tag- und Nachtleben, und in jedem derselben eine stufenweise Entwicklung der drei Hauptsysteme: des vegetativen, des animalischen und des sensitiven Lebens, und wendet diese Eintheilung auch auf das somnambule Leben an:[1]

»Wie sich also das menschliche Leben überhaupt successive entwickelt und sich in den menschlichen Lebensaltern bis zur Akme des Lebens in den drei Hauptsystemen allmählich ausbildet, und wie das Tagleben des wachenden Menschen, die Gegenseite des Nachtlebens, vom Erwachen am Morgen bis zur Höhe des Mittags stufenweise Ausbildung zeigt und dann rückschreitend, am Abend einschläft, so findet dieselbe stufenweise Ausbildung auch hier in der Nachtsphäre des menschlichen Lebens statt, und ein und dasselbe typische Gesetz beherrscht nicht nur die allgemeine Entwicklung des menschlichen Lebens, sondern auch die tägliche des wachenden Menschen und die nächtliche des Somnambuls.«

Die Charakterisirung der Stadien nach Kieser ist folgende:

Erste Hälfte des Somnambulismus. Einschlafen (Abend).

I. Stadium. Vegetatives Stadium. Ausbildung des Somnambulismus im vegetativen Systeme. Die wesentlichen Erscheinungen entspringen aus dem Auftreten des Nachtlebens in diesem Systeme, obgleich consensuell sich auch in den übrigen Systemen Symptome zeigen.

II. Stadium. Animalisches Stadium. Ausbildung des Somnambulismus im animalischen Systeme.

---

[1] Dr. D. G. Kieser, System des Tellurismus oder thierischen Magnetismus, II. Bd. Leipzig 1826.2.

Die wesentlichen Erscheinungen sind im tellurischen Leben des Blutgefässsystems begründet, doch entstehen auch consensuelle Symptome im sensitiven Systeme.

III. Stadium. Sensitives Stadium. Ausbildung des Somnambulismus im sensitiven Systeme. Die wesentlichen Erscheinungen aus dem tellurischen Leben des Nervensystems.

Akme des Somnambulismus. Vollendetstes Nachtleben. Tiefster Schlaf (Mitternacht).

Krisis. Wendepunkt zwischen Nachtleben und Tagleben.

IV. Stadium. Sensitives Stadium. Rückbildung des Somnambulismus im sensitiven Systeme. Die wesentlichen Symptome bestehen in dem Auftreten des Nachtlebens in diesem Systeme, das sich aber consensuell den übrigen Systemen mittheilt; daher die Stadien des Erwachens undeutlicher erscheinen.

V. Stadium. Animalisches Stadium. Rückbildung des Somnambulismus im animalischen Systeme, dessen wesentliche Erscheinungen nur aus demselben entspringen können.

VI. Stadium. Vegetatives Stadium. Rückbildung des Somnambulismus im vegetativen Systeme. Die wesentlichen Erscheinungen bilden sich aus dem Erwachen des Taglebens im vegetativen Systeme.

Vollkommenes Tagleben, Wachen (Morgen). Von den örtlichen Formen des Somnambulismus erscheint nur dasjenige Stadium ausgebildet, welches von dem vom Nachtleben ergriffenen Systeme den Namen hat und es verschwinden die Erscheinungen der früher entwickelten Stadien nahezu vollkommen in den jeweilig bestehenden.

Hinsichtlich der Dauer der einzelnen Stadien giebt es kein bestimmtes Gesetz. Diese können demnach einzeln von langer Dauer sein, häufiger aber wechseln

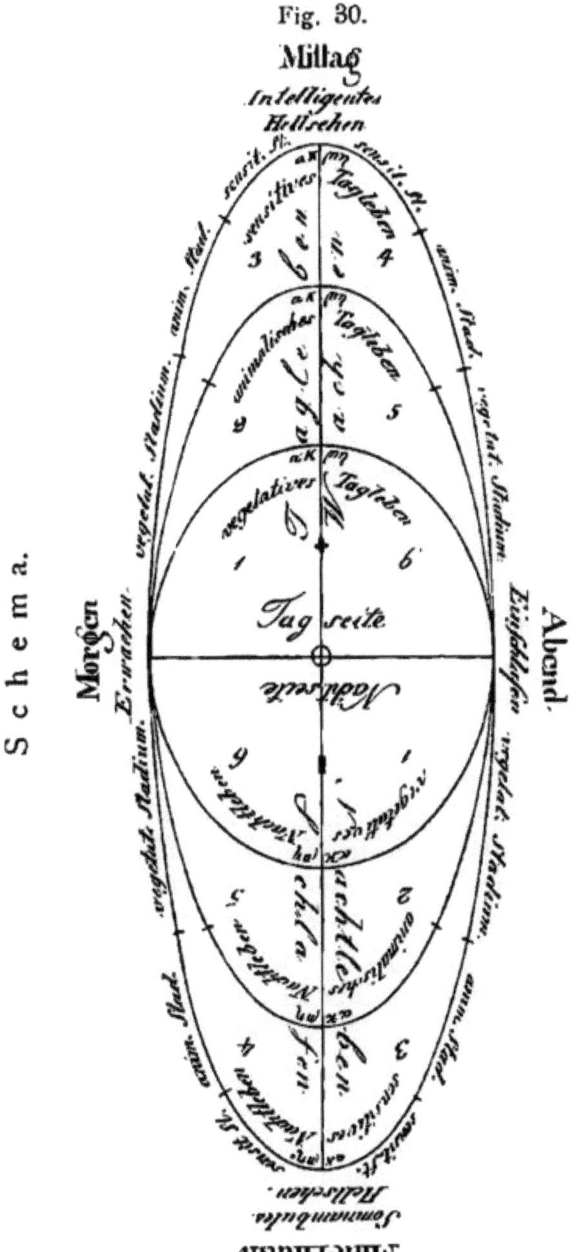

Fig. 30.

Mittag
Intelligentes
Hellsehen
sensit. St.
sensitives
vegetat. Stadium
anim. Stad.
Tagleben
3
4
animalisches Tagleben
2
5
vegetatives Tagleben
1
6
Tagseite
Morgen
Erwachen
Schema.
Nachtseite
Abend
Einschlafen
vegetat. Stadium
anim. Stad.
animalisches Nachtleben
9
vegetatives Nachtleben
sensitives Nachtleben
Somnambüle Hellsehen.
Mitternacht

sie so rasch, dass sich der Zustand des Somnambulismus scheinbar gleichförmig darstellt.

Von den älteren bisher in Betracht gezogenen Eintheilungen der hypnotischen oder somnambulen Erscheinungen ist wohl die letztangeführte von Kieser diejenige, welche wegen ihrer genauen Berücksichtigung aller eintretenden Umstände die meiste Beachtung verdient und einen mehr als blos historischen Werth hat.

Von späteren Autoren ist Ennemoser[1]) zu nennen, dessen Eintheilung der Erscheinungen der Hypnose ebenfalls nicht übergangen zu werden verdient. Dieser Arzt theilt sie in zwei Hauptgruppen ein, nämlich in:

physische Erscheinungen, und
psychische Erscheinungen.

Bei ersterer Gruppe unterscheidet er zwei Untergruppen:

1. Allgemeine physische Erscheinungen, und
2. besondere physische Erscheinungen.

Zu ersteren rechnet Ennemoser:

*a*) Leise Gefühlsveränderungen, Wärmeempfindung oder ein leises Frösteln, oder endlich eine Art Wohl- oder Missbehagen.

*b*) Eine vermehrte Thätigkeit des Gefäss- und Nervensystems und damit zusammenhängende Erscheinungen, als kalter oder warmer Schweiss, Herzklopfen, Schweregefühl, Schmerzempfindung etc.

*c*) Eine Verbesserung des körperlichen Befindens und insbesondere bei Kranken eine Abnahme der durch das Leiden verursachten Schmerzen, des Kräfteverfalls etc.

Zu 2 gehören:

*a*) Grosse Reizbarkeit und Beweglichkeit gegen äussere Eindrücke, Wandelbarkeit der Gefühle, ungleiche

---

[1]) Anleitung zur Mesmer'schen Praxis. Stuttgart und Tübingen, 1852.

Nervenreizbarkeit, Transfert der Schmerzen mit Krämpfen, Schlaf und Schläfrigkeit.

Die psychischen Erscheinungen sind immer Begleiterscheinungen des künstlichen Schlafes und sind in drei Gruppen zu sondern:

1. Die allgemeinen niederen Seelenäusserungen mit geringem Vorherrschen des inneren Sinnes;

2. die höheren Seelenäusserungen mit stärkerem bestimmten Vorherrschen des inneren Sinnes;

3. das Wachschlafen oder Hellsehen mit vollständigem Vorherrschen des inneren Sinnes.

Diese Eintheilung sei durch folgendes Schema übersichtlich gemacht:

## Schema.

### Erscheinungen des Somnambulismus.

| A. Physische Erscheinungen. | | B. Psychische Erscheinungen. | | |
|---|---|---|---|---|
| 1. Allgemeine. | 2. Besondere. | 1. Niedere. | 2 Höhere. | 3. Vollkommene. |

Die Eintheilung von Ennemoser[1] zählt ebenfalls zu den besseren. Er ist der Erste, der einen Unterschied zwischen physischen und psychischen Erscheinungen ausdrücklich betont.

Diese Unterscheidung physischer und psychischer Phänomene des Somnambulismus sollte überhaupt jeder ähnlichen Eintheilung zu Grunde liegen, da sie die einzig richtige ist.

Wir haben schon an früherer Stelle betont, dass eine genaue Gruppirung unserer fraglichen Erscheinungen eigentlich unmöglich ist, da jede hypnotisirte Person für sich ganz besondere Phänomene bietet und diese selbst unter anscheinend gleichen Bedingungen und Umständen sehr stark wechseln.

---

[1] Anleitung zur Mesmer'schen Praxis. Stuttgart und Tübingen 1852.

Eine Unterscheidung physiologischer und psychischer Merkmale ist aber bei jedem Medium zulässig und man könnte vielleicht nur noch eine Zwischengruppe, den Uebergang der ersteren auf letztere, als psychophysische Gruppe einschalten.

Will man aber vorerwähnte Zweitheilung — und dies dürfte das Einfachste sein — beibehalten, so wäre vielleicht folgende Theilung in Untergruppen nicht unzweckmässig:

Allgemeiner Somnambulismus.

| A. Physiologische Erscheinungen. | B. Psychische Erscheinungen. |
|---|---|
| *a*) Im Nervensysteme. | *a*) Der einfache hypnotische Schlaf. |
| *b*) In den Blutorganen. | *b*) Das Schlafwachen. |
| *c*) In den Athmungsorganen. | *c*) Die Suggestionen. |
| *d*) Organische Veränderungen. | ad *a*) Wäre das Verhalten der Person im Schlafe in Bezug auf geisige Fähigkeiten zu untersuchen. |
| ad *a*) Wären die Veränderungen der Nervenfunction, also Empfindlichkeit der Nerven gegen Berührung, Wärme, Kälte, Magnetismus und Elektricität etc., sowie die musculären Beweglichkeitsverhältnisse ins Auge zu fassen. | ad *b*) Dasselbe, während die Person im schlafwachen Zustande sich befindet, und |
| ad *b*) Die Veränderungen im Blutumlaufe, Herz- und Pulsschlag, Erweiterung oder Verengung der Blutleiter und in Folge dessen eintretende Erscheinungen. | ad *c*) das Verhalten gegenüber der Schlafsuggestion und der posthypnotischen Suggestion festzustellen. |
| ad *c*) Die Lungenfunction, die verlangsamte oder beschleunigte Athmung etc., und | |
| ad *d*) sämmtliche unter der Bezeichnung »hypnotische Stigmata« zusammengefassten Veränderungen zu beobachten. | |

Nach den bisherigen Erfahrungen zu schliessen, dürfte diese Eintheilung genügen; ergeben sich während der ferneren Untersuchungen noch weitere Erscheinungen, die in gar keine der hier verzeichneten Gruppen einzureihen sind, so müsste selbstverständlich eine Erweiterung oder Ergänzung platzgreifen.

Von den in neuerer Zeit versuchten Eintheilungen wollen wir hier der Uebersichtlichkeit halber noch die wichtigsten erwähnen.

Charcot,[1]) der zu früh verstorbene bekannte Pariser Physiologe, der seine Untersuchungen an der Salpêtrière zu Paris durchgeführt hat, unterscheidet einen »Petit hypnotisme« (kleinen Hypnotismus) und einen »Grand hypnotisme« (grossen Hypnotismus). Letzterer zerfällt in drei Stadien, wie dies das folgende Schema zeigt.

Grand hypnotisme.

| 1. Kataleptisches Stadium. | 2. Lethargisches Stadium. | 3. Somnambules Stadium. |
|---|---|---|

Das erste dieser Stadien, das kataleptische, ist dadurch gekennzeichnet, dass das hypnotisirte Subject in demselben die Augen noch offen hat und die Glieder in jeder beliebigen Lage verharren, die man ihnen giebt. Die Reflexbewegungen sind in diesem Zustande entweder gänzlich aufgehoben oder doch vermindert. Die Athmung ist bedeutend verlangsamt. Es ist weder durch Muskel- oder Nervenreiz, noch durch Hautreiz möglich, Muskelcontracturen hervorzurufen.

Dieses Stadium ist für hypnotische Beeinflussung, »Suggestion«, äusserst geeignet.

Das lethargische Stadium hat folgende Merkmale: Die Augen sind geschlossen, die Reflexe erhöht und die Respiration beschleunigt. Durch directen Muskel- oder Nervenreiz entsteht Contraction, nicht aber durch Hautreize.

Die Empfänglichkeit für Suggestionen ist sehr vermindert und mangelt theilweise ganz. Durch Oeffnen der geschlossenen Augen kann dieser Zustand in den kataleptischen übergeführt werden.

---

[1]) Siehe dessen Untersuchungen an der Salpêtrière in Paris. »Iconographie photographique de la Salpêtrière« (Service de Mr. Charcot) par Bourneville et Régnard. Tome troisième. Paris 1880.

Im somnambulen Stadium endlich sind die Augen ebenfalls geschlossen, die Muskeln weniger schlaff. Die Glieder behalten jede Lage bei, die man ihnen gegeben hat, leisten jedoch gegen Veränderungen dieser Lagen nicht unbedeutenden Widerstand.

Durch Hautreiz, z. B. Streichen der Haut, erzielt man Contractur der unter den gereizten Hautstellen liegenden Muskeln.

Suggestionen während des Schlafes zu bewirken, ist im somnambulen Stadium absolut unmöglich. Durch Druck oder Reiben des Scheitels kann man dieses Stadium in das vorhergehende überführen.

Nach den neuesten Forschungen erscheint aber die Eintheilung Charcot's ungenügend. Eine so scharfe Trennung zwischen den drei Stadien, wie er sie annimmt, ist fast nie anzutreffen und die Ueberführung des zweiten in das erste und des dritten in das zweite Stadium durch Oeffnen der geschlossenen Augen ist ebenfalls nur ausnahmsweise zu erreichen.

Es erscheint nahezu unmöglich, dass sich ein so gewiegter Forscher und Physiologe, wie Charcot, bei seinen Untersuchungen geirrt haben sollte. Der Fehler der Charcot'schen Eintheilung liegt auch nicht in mangelnder Untersuchung und Beobachtung, die Fehlerquelle liegt vielmehr in dem Materiale, dessen er sich bei seinen Arbeiten bediente. Charcot und seine Schüler haben nämlich die Erscheinungen der Hypnose ausnahmslos an hysterischen Individuen studirt. Hysterische sind zwar ausgezeichnet für hypnotische Versuche geeignet und bieten dem Beobachter die Erscheinungen der Hypnose im vollsten Masse. Aber gerade deshalb sind sie für ein allseitiges Studium dieses abnormen Zustandes nicht geeignet.

Sie zeigen die höheren Grade der Hypnose in höchster Entwicklung, die niederen und Anfangsstadien der Hypnose aber niemals. Ein Zustand aber, wie der hypnotische es ist, muss von seinem Uranfange bis zur höchst entwickelten Stufe genau studirt werden, wenn man ein richtiges Bild von ihm erhalten und ihn richtig verstehen will.

Dies vernachlässigt oder übersehen zu haben, ist der einzige Vorwurf, welchen man der Charcot'schen Schule mit Recht machen kann.

Andere Aerzte, wie Bernheim, Liégois, Cullère und vor Allen Liébeault, haben das Versehen Charcot's auch erkannt und ihre Untersuchungen demgemäss an geeigneteren Personen durchgeführt.

Eine Folge davon ist, dass sie die Eintheilung Charcot's, welche eine kurze Zeit hindurch allgemein anerkannt war, verwarfen und nach besseren Eintheilungen suchten.

Eine solche, die dem heutigen Stande der Forschung eher entspricht, im Laufe weiterer Untersuchungen aber wohl noch bedeutend erweitert und ergänzt werden dürfte, stammt von Liébeault.[1]) Dieser Arzt nimmt fünf Stadien oder Grade des Somnambulismus an, und zwar:

Erster Grad: Somnolenz. Kennzeichen desselben ist die Empfindung von Schwere im Körper und ein leichtes Gefühl der Eingenommenheit oder Betäubung im Kopfe.

Zweiter Grad: Hypotaxie (Berückung). Die in diesem Grade der Hypnose befindlichen Personen hören noch Alles, was in ihrer Umgebung gesprochen wird, und haben auch die Fähigkeit, zu empfinden, noch nicht gänzlich verloren. Hauptmerkmal ist die Fähigkeit, durch Suggestion kataleptische Erscheinungen hervorzurufen.

Dritter Grad: Automatismus. Die Hypnotisirten führen automatisch Bewegungen aus; durch Suggestion werden Contracturen bewirkt.

---

[1]) Du Sommeil et des états analogues.

Vierter Grad: Sehr tiefer Schlaf. Die Isolirung der Schlafenden ist vollkommen, ebenso der Rapport mit dem Hypnotiseur ausschliesslich.

Fünfter Grad: Leichter Somnambulismus. Alle Erscheinungen tiefer Hypnose mit unvollkommener Amnesie (Erinnerungslosigkeit).

Sechster Grad: Tiefer Somnambulismus. In diesem Zustande ist vollkommene Amnesie.

Bernheim unterscheidet drei Grade: Somnolenz, Hypotaxie, Somnambulismus, ferner folgende Untergrade:

### I. Somnolenz:

1. Theilweise Suggerirbarkeit.
2. Ruhe oder Betäubung mit Augenschluss.

### II. Hypotaxie:

1. Suggestive Katalepsie ohne automatische Bewegungen.
2. Suggestive Katalepsie mit automatischen Bewegungen.
3. Suggestive Contractur.
4. Automatischer Gehorsam.

### III. Somnambulismus:

1. Amnesie ohne Hallucinationen.
2. Intrahypnotische Hallucinationen.
3. Posthypnotische Hallucinationen.

Die Schweizer Schule (Forel) unterscheidet nur drei Grade:

I. Somnolenz. (Schläfrigkeit.)
II. Hypotaxie. (Leichten Schlaf.)
III. Somnambulismus. (Tiefen Schlaf.)

Die deutsche Schule nimmt nur zwei Stadien, einen I. und einen II. Grad der Hypnose an. (Dessoir.)

Wir erachten es für überflüssig hier noch der von anderen Hypnotiseuren aufgestellten Eintheilungen zu gedenken.

# III. Hauptstück.

## Die Erscheinungen der Hypnose.

1. Bewegungserscheinungen.
2. Erscheinungen in Bezug auf die Sensibilität.
3. Die psychischen Erscheinungen.

# 1.

## Bewegungserscheinungen.

Die Erscheinungen, die an hypnotisirten Individuen zu beobachten sind, äussern sich in der verschiedensten Weise. Sie sind nicht nur bei verschiedenen Personen, sondern selbst bei einem und demselben Individuum zu verschiedenen Zeiten verschieden. Es giebt Hypnotisirte, bei denen man trotz aller Bemühungen gleich anfangs höhere Phänomene erreichen kann. In der Regel erzielt man den einfachen hypnotischen Schlaf sehr bald, kann aber mit dem Schlafenden durchaus nichts Weiteres beginnen und muss ihn daher wieder aufwecken. Es giebt aber auch Medien, die sofort nach dem Einschlafen in die höheren Stadien des Somnambulismus übergehen und fast sämmtliche Phänomene dieses Zustandes leicht hervorbringen lassen; diese Subjecte sind für Demonstrationen das geeignetste Material. Wie schon an anderer Stelle erwähnt wurde, recrutiren sich diese vorwiegend aus der grossen Gilde der Hysterischen oder der Hystero-Epileptischen. Solche Versuchsobjecte waren es, an denen Charcot die einleitenden Studien machte, auf Grund welcher er seine Dreitheilung des Somnambulismus in einen kataleptischen, einen lethargischen und einen somnambulen Zustand aufstellte. Wir wollen in Folgendem diese drei Zustände einer Betrachtung unterziehen.

## *a*) Der kataleptische Zustand.

Dieser Zustand wird durch ein intensives und andauerndes Geräusch, lebhafte Lichtblitze und durch Anstarren glänzender Punkte hervorgerufen. Er kann auch erzielt werden, wenn man einer im lethargischen Stadium befindlichen Person an einem hellbeleuchteten Orte gewaltsam die geschlossenen Augen öffnet.

Das auffallendste Merkmal desselben ist die vollständige Unbeweglichkeit des Schlafenden. Seine Glieder verharren in jeder Lage, die man ihnen vorher gegeben hat. Die schwierigsten Stellungen, in denen sich das kataleptisirte Individuum zur Zeit der Hervorrufung dieses Zustandes befunden hat, werden unverändert beibehalten, so lange der letztere andauert. Es scheint als ob die betreffende Person plötzlich zur Bildsäule erstarrt wäre. (Tafel IV.) Die Augen blicken dabei ausdruckslos starr vor sich hin, ebenso unveränderlich ist in der Regel die Physiognomie des Kataleptischen.

Die Glieder sind von einer wächsernen Biegsamkeit. Man kann ihnen äusserst leicht jede beliebige Stellung geben, ohne dass man hiebei irgend einen bedeutenderen Widerstand fühlt. Die Erregung der Muskeln, Sehnen und Nerven verursacht Reflexbewegungen nach Contracturen der Muskeln.

Eine kataleptisirte Person ist mit einem Worte eine lebende Statue, aber eine Statue, welcher der Operator jede beliebige Stellung, jedes Aussehen geben kann, der er, wenn dieser Vergleich gestattet ist, jede Art von Leben einhauchen kann.

Die Empfindlichkeit der Haut gegen äussere Einwirkung ist gänzlich geschwunden, die Sinne sind für jedweden äusserlichen Einfluss unempfänglich und nur auf dem Wege der Suggestion (worüber ein späterer Abschnitt handelt) ist man im Stande, auf sie einzuwirken.

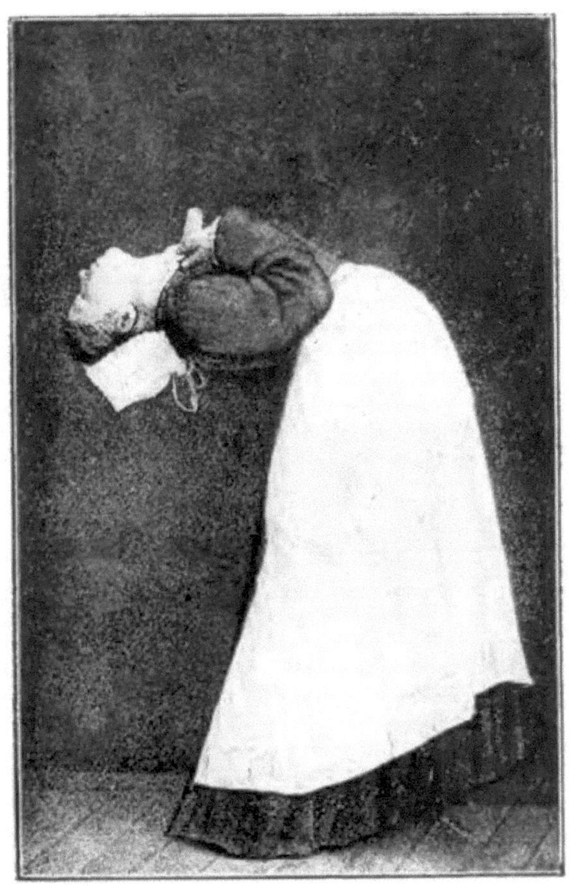

**Katalepsie.**
(Nach einer Aufnahme d. Prof. Charcot in Paris.)

Ueberlässt man eine kataleptisirte Person nach der Suggestion sich selbst, so fällt sie in ihre ursprüngliche Unbeweglichkeit zurück.

Während bei dem nachfolgenden Zustande: dem lethargischen, eine besondere Eigenthümlichkeit, die neuromusculäre Hyperexcitabilität,[1] vorhanden ist, tritt im kataleptischen gerade das Gegentheil ein. Es ist nämlich weder eine Erschlaffung noch eine Lähmung der Muskeln durch äussere Reize zu bewirken. Im günstigsten Falle kann die Paralysis auf einen einzelnen Muskel oder blos eine Muskelgruppe ausgedehnt werden.

Der kataleptische Zustand muss aber nicht immer im ganzen Körper vorhanden sein, man kann z. B. die eine Körperhälfte kataleptisch, die zweite hingegen lethargisch machen und nennt dann diese Zustände »Hemikatalepsie« und »Hemilethargie«.

Die Katalepsie scheint nicht, wie man vermuthet hat, eine Wirkung der Verrückung der Muskelmassen bei Umlagerung der Glieder, sondern eine unmittelbare Folge der Reizung selbst zu sein.

Annäherung oder Anlegung des Magnets verursacht in diesem Zustande fast keinerlei Wirkung. Im günstigsten Falle entsteht schwache Contractur eines anliegenden Muskels. Auch Anwendung des elektrischen Stromes selbst in bedeutender Stärke bringt höchstens eine einfache und localisirte Bewegung, nie aber eine Schmerzempfindung hervor. Im kataleptischen Stadium ist vollständige Anästhesie aller Sinne und Analgesie vorhanden.

In Bezug auf Athmung tritt mit Entstehung der Katalepsie sofort eine tiefgreifende Aenderung ein, indem diese oberflächlich, unregelmässig und verlangsamt wird. Zu Beginn des Zustandes tritt häufig 10 bis

---

[1] Diese äussert sich als Contraction oder Contractur der Muskeln je nach geringerer oder stärkerer Einwirkung eines einfachen und directen mechanischen Reizmittels, wodurch entweder ein einzelner Muskel oder eine ganze Muskelgruppe in Bewegung versetzt wird.

30 Secunden andauernde Apnoe ein. Die Blutgefässe erleiden eine Verengung, also Volumsverminderung.

### *b*) Der lethargische Zustand.

Die Lethargie wird in der Regel direct durch Fixation des Blickes erzielt.

Aus dem kataleptischen Zustande entwickelt sich die Lethargie dadurch, dass man die Augendeckel des Kataleptisirten schliesst oder denselben in Dunkelheit versetzt. Zu Beginn des entstehenden lethargischen Zustandes treten meistens schwache Schlingkrämpfe, Thränenflüsse der Augen etc. ein. Die im vorigen Zustande starr gewesenen Arme fallen dann schwerfällig an der Seite des Körpers nieder. Die Augensterne sind unter den geschlossenen Augendeckeln nach aufwärts und innen verdreht und reagiren gegen Licht nicht mehr. Die Analgesie ist eine vollkommene, die Sinnesthätigkeit ist herabgesetzt, Empfänglichkeit für Suggestionen nahezu gänzlich geschwunden.

Hauptmerkmal dieses Zustandes ist aber die von Charcot und Richet als neuromusculäre Hyperexcitabilität [1]) bezeichnete Erscheinung.

Es ruft nämlich die leiseste Reizung irgend eines Muskelbauches oder seiner Sehne, wie man sie durch Fingerdruck, Streichen oder Reiben mit dem Finger bewirken kann, sofort eine Bewegung des Muskels hervor, die durch leichten mechanischen Reiz des Antagonisten wieder aufgehoben wird. Eine der auffallendsten Wirkungen dieser Art erzielt man durch Druck auf die Rückenmuskeln, wodurch, wie bei der Opisthotonus genannten Krafterscheinung, der Kopf bogenförmig nach rückwärts gezogen wird und fast den Rücken berührt.

---

[1]) **Charcot et Richet**, Archives de neurologie, tom. II, III, IV. Contribution à l'étude du hypnotisme chez les hysteriques, du Phéno-mène de l'hyperexcitabilité neuromusculaire.

Auch durch Dehnung der Sehnen und directe Nervenerregung lässt sich neuromusculäre Hyperexcitabilität erzeugen.

Man kann auch bei manchen Hypnotisirten im lethargischen Zustande die interessanten Duchenne-schen Versuche,[1] nämlich durch Reizung bestimmter Gesichtsmuskeln, verschiedene Leidenschaften im Gesichte auszudrücken, nachmachen. (Siehe Fig. 31 und 32.) Auf diese Weise ist man im Stande, das Gesicht des Schlafenden die verschiedensten Gemüthsbewegungen, als Schmerz, Freude, Erwartung, Lachen, Weinen etc., ausdrücken zu lassen.

Die neuromusculäre Hyperexcitabilität kann in manchen Fällen, besonders bei Hysterischen, bis über das Erwachen ausgedehnt werden, hauptsächlich dann, wenn man das Subject vorerst in den kataleptischen Zustand überführt und erst darnach erweckt.

Diese künstlich erzeugten Contracturen haben grosse Aehnlichkeit mit den dauernden Contracturen bei Hysterischen. Deshalb hat man bei hypnotischen Versuchen mit letzteren darauf zu achten, dass die Contractur vor dem Erwecken der Schlafenden durch Reizung des Antagonisten oder sonst in irgend einer Art behoben wird, widrigenfalls sie tagelang andauern kann.[2]

Im lethargischen Zustande sind die Sehnenreflexe stets erhöht.

Noch einer anderen Erscheinung muss hier Erwähnung geschehen, die in diesem Zusammenhange häufig beobachtet werden kann. Es ist dies die sogenannte »paradoxe Muskelcontraction«. Diese äussert sich besonders am M. tibialis anticus, und zwar darin, dass, wenn ein rascher Schlag auf denselben geführt wird, der Fuss passiv in Dorsalflexion geräth und in der-

---

[1] Duchenne, Mécanisme de la physiognomie humaine. Analyse électro-physiologique de l'expression des passions. Paris 1876.

[2] P. Richet, Etudes cliniques sur l'hystéro-épilepsie. Paris 1885.

selben bis zu einer halben Stunde verharrt. Die paradoxe Contraction wird sofort aufgehoben, wenn man
den lethargischen Zustand in den kataleptischen
zurückführt.

Fig. 31.

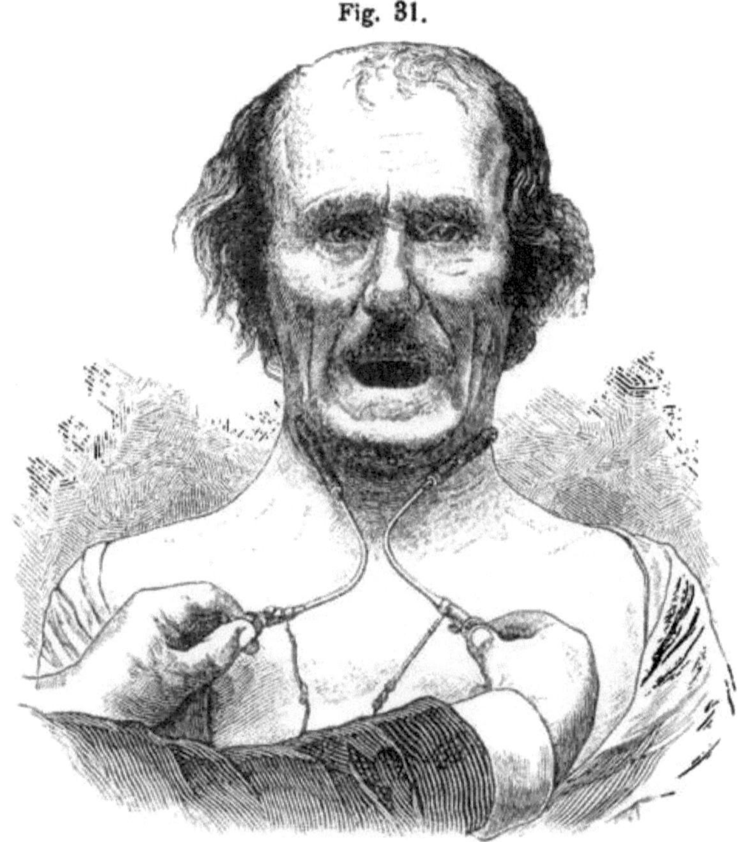

Duchenne'scher Versuch.

Der Einfluss des Magnets äussert sich auf den im
lethargischen Zustand befindlichen Schlafenden sehr
intensiv.

Es treten bei Annäherung an den Arm vorerst
etliche Beugungsbewegungen der Finger, der Hand und
des Armes, schliesslich fast Anziehung der Extremität

ein. Aehnliches zeigt sich bei Annäherung an den
Fuss etc.

Die stärkste Wirkung erhält man jedoch, wenn

Fig. 32.

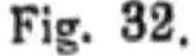

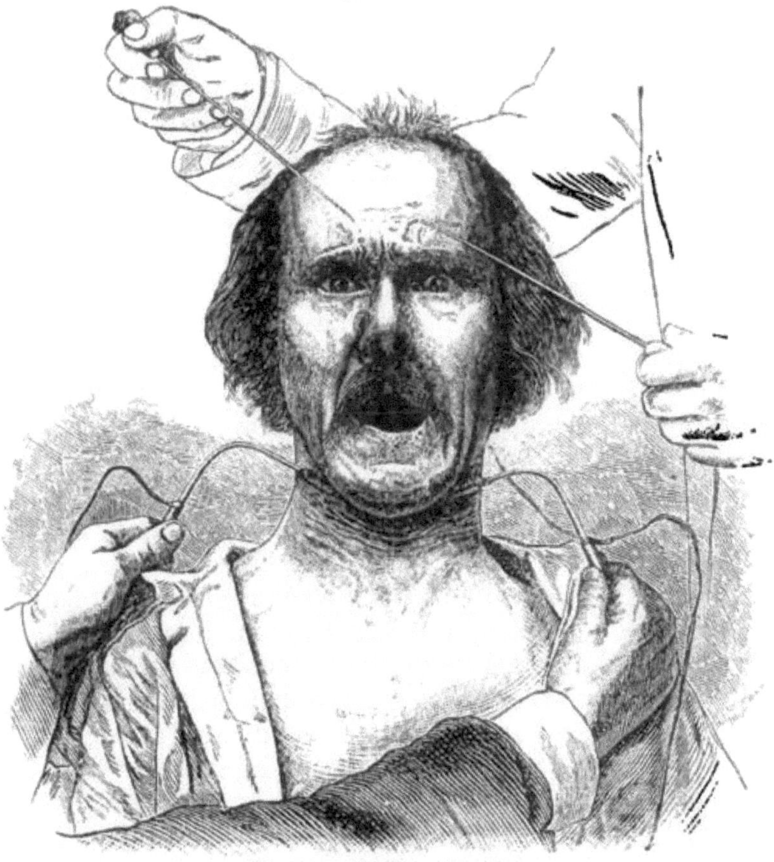

Duchenne'scher Versuch.

der Magnet in der Gegend der Rückenwirbel, und zwar
derart gehalten wird, dass seine Pole der Quere nach
zu beiden Seiten der Wirbelsäule zu liegen kommen.
Kurze Zeit nach der Application neigt sich der Kopf
rückwärts, der Rumpf krümmt sich mit der Convexität

nach vorne, die Füsse stellen sich so stark in forcirte Plantarflexion und flectiren so sehr nach oben und hinten, dass sie fast den Hinterkopf berühren. Der Körper nimmt also eine Kreisbogenstellung an, wie man sie mitunter bei hystero-epileptischen Anfällen zu beobachten Gelegenheit hat. Die Athmung wird gleichzeitig tief und rasselnd, das Angesicht dunkelroth bis blau. Letztere Erscheinungen bestehen noch einige Zeit nach Entfernung des Magnets und Aufhebung der Contractur fort.

Die Athmung ist im lethargischen Zustande gleichmässig und tief, die Einathmungspause klein oder unterdrückt, die Ausathmungspause bemerklicher. Die Athemfrequenz wechselt je nach der Dauer des Schlafes und schwankt zwischen 10 und 30 Athemzügen in der Minute. Auch auf die Athmung nimmt der Magnet Einfluss. Bei Annäherung desselben an die Magengrube entsteht nämlich eine Verstärkung der Athembewegungen.

In Anbetracht der Blutcirculation zeigt sich eine Volumsvermehrung in den Blutleitern der äusseren Glieder, also eine Erweiterung der Gefässe.

Die hiebei auftretenden Schwankungen entsprechen in der Regel den Respirationsschwankungen sowohl in Betreff der Dauer als auch der Intensität.

Im Anschlusse an die Besprechung des kataleptischen und des lethargischen Stadiums muss noch bemerkt werden, dass die Uebergänge dieser beiden Stadien ineinander — obwohl diese Umsetzung verhältnissmässig rasch vor sich geht — dennoch keine directe, sondern eine successive ist. Bei diesen Uebergängen bildet sich ein gemischter, mittlerer Zustand der Muskeln heraus, in welchem die letzteren zu reagiren beginnen, während die Glieder noch zum Theil die ihnen im kataleptischen Zustande gegebene Lage beibehalten. Mit immer sich steigernder Kraft schreitet die Contractur der Muskeln vorwärts, bis

endlich vollständig der lethargische Zustand eingetreten ist.

Charcot und Richer haben einen kataleptiformen Zustand angenommen, der im Wesentlichen
mit diesen Uebergangsstadien übereinstimmt, nur mit
dem Unterschiede, dass dieser nicht transitorisch ist,
sondern permanent bleibt.

Als begrenztes Stadium für sich kann dieser Zustand
wohl nicht betrachtet werden. Dass aber der katalepti-
forme Zustand auch nur ein Gemisch aus kataleptischen
und lethargischen Erscheinungen ist, geht daraus hervor,
dass er durch Anwendung der bekannten Mittel in
den kataleptischen oder lethargischen Zustand willkürlich übergeführt werden kann. Denn in der Mehrzahl der Fälle tritt die Erscheinung der Hyperexcitabilität zurück und ein vollkommen kataleptischer Zustand ein, wenn die Augen constant offen gehalten
werden und man dabei versucht, den Blick zu fixiren,
während jede kataleptische Erscheinung schwindet, sobald man in dem kataleptiformen Zustande eine Friction
der Muskeln einleitet.

In letzterem Zustande haben nämlich die Glieder
die Fähigkeit, zu gleicher Zeit in der ihnen ertheilten
Lage zu verharren, sowie die Muskeln auf directen
mechanischen Reiz zusammenzuziehen und die Sehnenreflexe zu verstärken. Die Augen sind hierbei geschlossen
und die convulsivischen Bewegungen der Augäpfel
bei gewaltsamer Oeffnung der Augen verhindern jedes
Fixiren des Blickes trotz Spasmus der Lider.

## c) Das somnambule Stadium.

Dieser Zustand kann ebenso wie die beiden vorbesprochenen direct oder indirect hervorgerufen werden.
Durch Druck oder Reibung des Scheitels entsteht Somnambulismus bei lethargisch oder kataleptisch gewesenen
Subjecten. Direct wird er durch die gewöhnlichen
hypnogenen Mittel erzielt.

Dieser Zustand bietet keine so besonderen physischen Merkmale dar wie die beiden vorbesprochenen, hingegen erweist er sich in psychologischer Hinsicht als äusserst interessant und lehrreich.

Die Augen sind im somnambulen Zustande entweder ganz oder halb geschlossen und die Augendeckel in beständiger leiser Vibration begriffen. Bei manchen Subjecten erhält man auch einen somnambulen Zustand, der sich äusserlich vom normalen Wachsein nur durch einen besonderen Ausdruck der in diesen Fällen offenstehenden Augen unterscheidet.

Das somnambule Stadium weist keine neuromusculäre Hyperexcitabilität auf, doch tritt in Folge Erregung der Hautoberfläche leichtes Zittern der Muskeln ein.

Im Somnambulismus ist häufig jener Zustand der Muskeln vorhanden, den wir kurz vorher als kataleptiformen kennen gelernt haben. Er wird auch mit dem Namen »pseudo-kataleptischer Zustand« bezeichnet.

Wenn man langsam und vorsichtig die geschlossenen Augen des im somnambulen Stadium befindlichen Hypnotisirten öffnet, so geht dieser Zustand in den kataleptischen über. Um die Hypnose gänzlich zu beheben, genügt ein leichter Druck auf die Augen oder Anblasen derselben.

Dies ist die Charakteristik der Charcot'schen Stadien der Hypnose.

Wir haben im Folgenden noch einigen weiteren hypnotischen Erscheinungen unsere Aufmerksamkeit zuzuwenden.

Im hypnotischen Zustande ist die Beweglichkeit des Subjectes im Allgemeinen verringert. Deshalb werden die Bewegungen langsam, zögernd und schwerfällig ausgeführt; in manchen Stadien der Hypnose tritt sogar gänzliche Bewegungslosigkeit ein. Häufig findet man, dass der Hypnotisirte, so lange er sich noch in den leichteren Stadien dieses Zustandes befindet,

V.

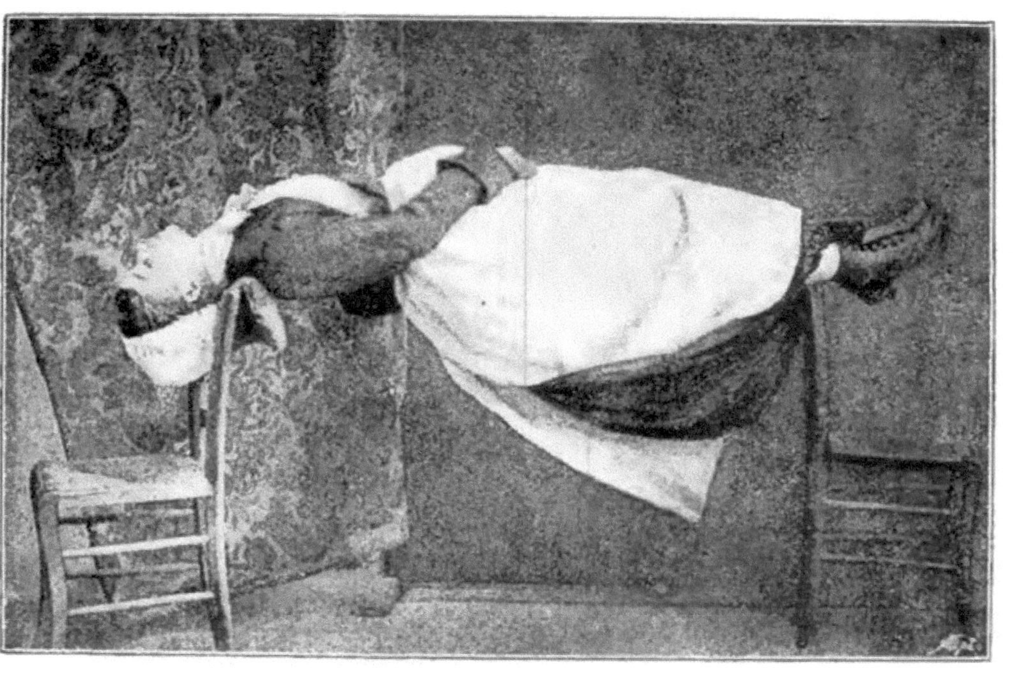

**Totale Katalepsie.**
(Nach einer Aufnahme d. Prof. Charcot in Paris.)

über Aufforderung zweckentsprechende Bewegungen
zu machen versucht. In der Regel bleibt es aber beim
blossen Versuche und die betreffenden, schwach er-
hobenen Glieder sinken sofort wieder in ihre ursprüngliche Lage zurück.

Nur im ausgesprochen kataleptischen Stadium
bleiben die Glieder in jeder Lage unbeweglich fest,
welche ihnen vom Operator gegeben wurde. Durch Streichen mit den Händen über einen beliebigen Körpertheil
werden die betreffenden Muskeln vollkommen starr.
Man kann auf diese Art nicht nur einzelne Glieder, sondern sogar den gesammten Körper derart steif machen,
dass man ihn wie ein Stück Holz mit den Enden (d. h.
Fusshacken und Kopf) [Tafel V] auf zwei Stühle auflegen kann, so dass das gesammte Körpergewicht nur
von diesen zwei Stützpunkten freiliegend erhalten wird.
Die· Starre des Körpers ist in diesem Falle so
bedeutend, dass man, wie dies seinerzeit Hansen
öffentlich gezeigt hat, noch ein bedeutendes Gewicht
auf den Bauch des Schwebenden auflegen kann, ohne
eine Biegung zu erzielen. Wenige Striche, welche in
entgegengesetzter Richtung mit den Händen über die
erstarrten Muskeln gemacht werden, oder leichtes Anblasen heben in der Regel alsbald diese Muskelstarre.
Die Erregbarkeit der Muskeln in Folge eines auf die
Haut ausgeübten Reizes hält zwar meistens noch
einige Zeit selbst über das Erwecken des Hypnotisirten
hinaus an, vergeht aber nach wenigen Stunden gänzlich. Bei manchen Individuen, z. B. bei hysterischen
Personen, ist diese Erregbarkeit auch im normalen
wachen Zustande vorhanden und kann durch Hypno
tisiren noch um Bedeutendes gesteigert werden.

Die Erscheinungen der Katalepsie und der Lethargie können aber auch durch anders geartete Reize
als durch Striche hervorgerufen werden, und zwar
durch Lichtreiz, bei Oeffnen der Augen in einem genügend hellen Raume, oder auch durch plötzliches

Aufblitzen eines intensiven Lichtes [Tafel VI] (elektrisches Licht oder Drumond'sches Kalklicht), ferner durch akustische Reize nahe an dem Ohre des zu Kataleptisirenden (Tick-Tack einer Taschenuhr, Ertönen einer Stimmgabel etc. [Tafel VII].

Durch Druck bestimmter Muskelpartien treten Reflexbewegungen ein, so bei Druck an dem unteren Augenhöhlenrande, gleichzeitiges Heben der unteren Extremität; Druck am Hinterhaupte; Vorwärtsneigen des Kopfes; Druck der oberen Augenhöhlenränder; Heben der Schultern u. s. f.

Bei manchen Personen bleibt die an einer Muskelgruppe bewirkte Contractur nicht immer auf dieselbe beschränkt, sondern es tritt mitunter ein successives Weiterschreiten der Contractur ein, die das gesammte Muskelsystem des Körpers überzieht. Dieses Fortschreiten des Muskelerstarrens vollzieht sich nach einer bestimmten Gesetzmässigkeit und es wird eine gewisse Reihenfolge dabei eingehalten.

Die erwähnte reflectorische Erregung pflanzt sich noch weiter fort. Deshalb sind derartige Experimente nur mit grosser Vorsicht auszustellen, um die bei Athmung und Herzthätigkeit functionirenden Muskeln nicht ebenfalls erstarren zu lassen.

Man ist aber auch im Stande, eine willkürliche Verlangsamung oder Beschleunigung der Herz- und Lungenthätigkeit bei Hypnotisirten zu bewirken, und zwar auf dem Wege der sogenannten Suggestion.

Diese Erscheinungen sind zu jenen zu zählen, die den Skeptiker am ehesten von der Echtheit der hypnotischen Zustände überzeugen können, da ja die organischen Functionen des Körpers im normalen Zustande dem Willenseinflusse nicht unterliegen und deshalb Aenderungen im Verlaufe derselben nicht wohl simulirt werden können.

VI.

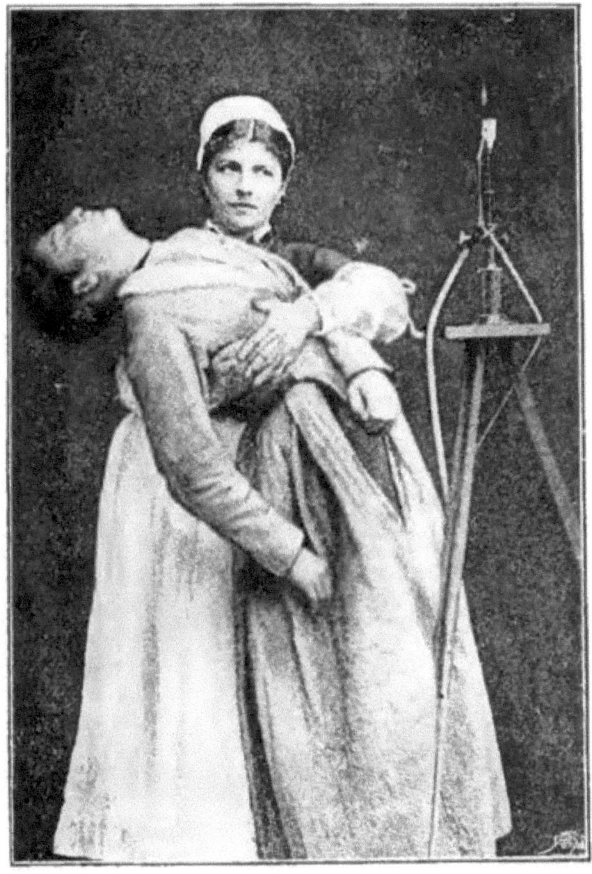

**Plötzlicher Eintritt von Lethargie infolge Aufleuchtens eines intensiven Lichtes.**

(Nach einer Aufnahme d. Prof. Charcot in Paris.)

VII.

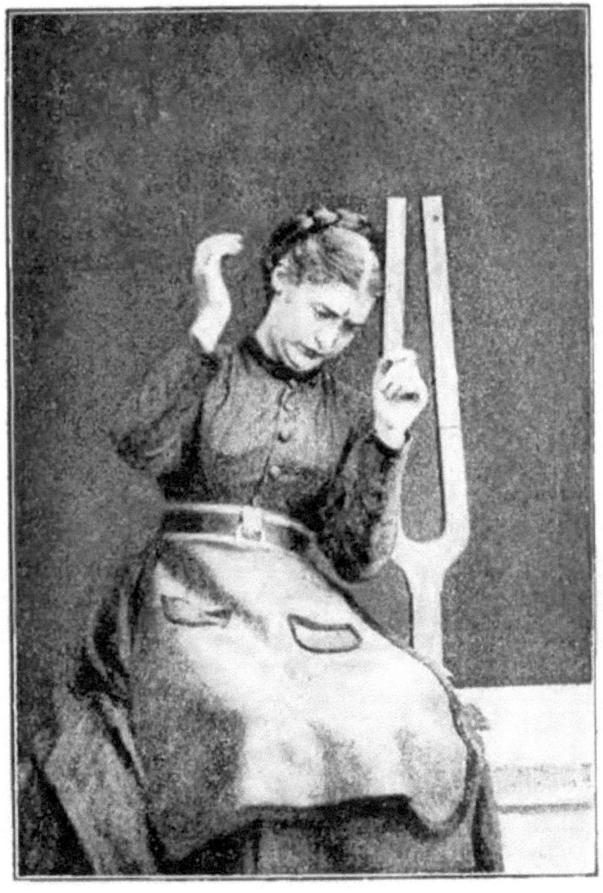

**Kataleptisirung durch den Ton einer Stimmgabel.**

(Nach einer Aufnahme d. Prof. Charcot in Paris.)

Der französische Physiologe Beaunis hat eine
Reihe bezüglicher Versuche mit dem befriedigendsten
Erfolge angestellt. [1])

Als Versuchsindividuum diente eine 47jährige
Frauensperson, die seit 15 Jahren an hysteroepileptischen Anfällen litt, und sich für die Hypnose sehr
geeignet erwies. Beim Versuche wurde dem Subjecte
ein Marey'scher Uebertragungs-Sphygmograph an die

Fig. 33.

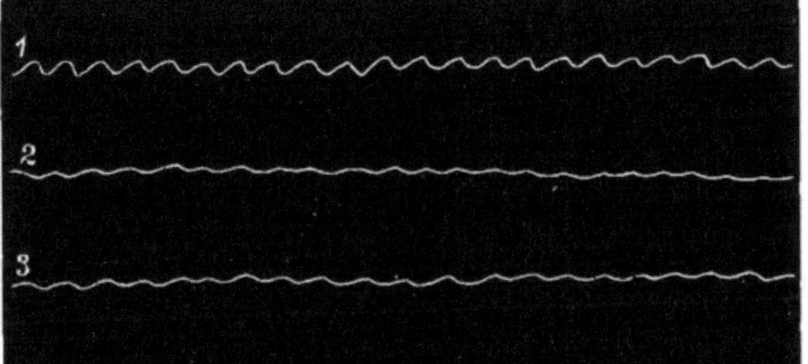

Veränderung der Herzthätigkeit durch hypnotische Suggestion.

linke Schlagader angelegt und damit die erzielten Bewegungen graphisch dargestellt.

Obenstehende Figur 33 zeigt die so erhaltenen
Sphygmogramme, die von rechts nach links abgelesen
werden.

Die erste Linie ist die normale Pulslinie, das
Mittel ist 96 Pulsschläge in der Minute.

Linie 2 zeigt die Pulslinie im einfachen somnambulen Schlafe. Die Anzahl Pulsationen ist nun 98·5 in

---

[1]) Le Somnambulisme provoqué, Paris 1886, pag 45 u. f.

der Minute; es ist also eine leichte Beschleunigung eingetreten.

Nun wird der Schlafenden eine Verlangsamung des Pulses suggerirt, indem ihr gesagt wird: »Geben Sie acht, das Herz wird lansamer schlagen.«

Thatsächlich tritt, wie aus Linie 3 ersichtlich, eine Verlangsamung ein, das Mittel der Pulsschläge in der Minute ist nun 92·4.

Linie 4 zeigt das Sphygmogramm, nachdem ihr durch einfache Suggestion, wie vorher, eine Beschleunigung des Pulses befohlen wurde. Das Mittel ist nun 115 in der Minute.

Die Verlangsamung oder die Beschleunigung des Herzschlages tritt bei derlei Versuchen in der Regel unmittelbar nach dem ausgesprochenen Befehle ein. Beaunis und Andere haben solche Versuche wiederholt angestellt und immer günstige Ergebnisse erzielt.

Die Möglichkeit, durch hypnotische Suggestion die Herzthätigkeit zu beeinflussen, kann in der Hand sachverständiger Aerzte bei Herzleiden, insbesondere bei den so schrecklichen Herzkrämpfen hysterischer Personen zu einem ausgezeichneten und was wichtiger, unschädlichen Linderungs- und Heilmittel werden.

Man hat zwar auch im gewöhnlichen Leben beobachtet, dass manche Personen durch blossen Willensimpuls den Gang ihres Herzens beschleunigen oder verzögern konnten, [1] doch bleiben solche Erscheinungen vereinzelt und kann dadurch die Wichtigkeit der Beeinflussung durch hypnotische Suggestion nicht herabgemindert werden. [2]

------

[1] C. F. Weber, Archives générales de médecine. 1851.
Wendling, Ueber den mechanischen Einfluss der Athmung auf die Circulation. Strassburg 1864.

[2] Es mag an dieser Stelle darauf hingewiesen werden, von welch hoher Bedeutung es wäre, durch eine bereits bei Kindern eingeleitete Willensschulung den Willen des Menschen derart zu stärken und zu dirigiren, dass gewisse, ihm bisher nicht unterworfene

Wie schwache und zarte Reize unter Umständen genügen, um im hypnotischen Zustande Muskelcontracturen zu bewirken, geht daraus hervor, dass die durch das Ticken einer Uhr hervorgebrachten und vermittelst Telephons oder Mikrophons auf den hypnotisirten Körper übertragenen Schallschwingungen hinreichen, um Muskelcontractur zu erzielen.

Ebendasselbe erreicht man, wenn Sonnenlicht, oder das Licht einer Drummond'schen Kalklampe mittelst Spiegels auf einzelne Muskelpartien reflectirt wird. In solchen Fällen entsteht sofort Muskelcontractur.

Brémaud [1]) hat gefunden, dass ein heftiger Stoss auf eine Körperstelle hinreicht, um bei einem im kataleptischen Stadium befindlichen Individuum unverzügliche Contractur des Muskels zu veranlassen.

Denselben Effect bringt ein starker Luftstrom in der angeblasenen Muskelpartie hervor. Wird er gegen das Genick gerichtet, so entsteht allgemeine Contractur sämmtlicher Muskeln.

Man ist aber bei Hypnotisirten durch die Suggestion nicht nur im Stande organische Functionen zu beeinflussen, sondern sogar organische Veränderungen hervorzubringen. Man hat diese Erscheinung als »hypnotische Stigmatisation« bezeichnet. Diese hat nicht nur im Laienpublicum, sondern auch in der gelehrten Welt viel Aufsehen erregt. Berührt man nämlich eine beliebige Hautstelle einer Hypnotisirten und suggerirt

---

organische Verrichtungen, so z. B. Athmung und Herzschlag unter dessen directen Einfluss gestellt werden könnten. Da es einzelne Personen gibt, welche im Stande sind, dies zu vollbringen, so kann die Möglichkeit einer derartigen Willensschulung nicht bestritten werden; damit hätte man aber auch ein gutes Mittel, um der so sehr um sich greifenden Nervosität eine Schranke zu setzen. Der enge Rahmen dieses Büchleins gestattet es uns leider nicht, diese Frage eingehender zu erörtern, doch soll dies in einem demnächst erscheinenden bereits nahezu druckfertigen Werkchen geschehen.

[1]) Société de Biologie, 12. Januar 1884.

gleichzeitig, dass die Berührung mit einem glühenden Gegenstande vorgenommen worden sei, so bildet sich an dieser Stelle binnen wenigen Stunden thatsächlich eine Brandblase.

Hat man z. B. den linken blossen Arm mit einer ganz gewöhnlichen Kautschukstampiglie betupft und suggerirt, dass die Stampiglie aus Eisen und glühend sei, so entsteht Röthung und Schwellung der Haut, und zwar genau entsprechend den Buchstaben der Stampiglie, so dass man die Worte auf der Haut ablesen kann. Diese Stigmata sind dem magnetischen Transfert unterworfen (s. Transfert), so dass bei Anlegung des Magnets an das entwickelte Stigma dasselbe verschwindet und auf der symmetrischen Stelle des zweiten Armes zum Vorschein kommt. (Béaunis, Moll, Jendrassik.)

Sowie man aber derartige Geschwülste, Entzündungen u. s. w. durch die Suggestion einleiten kann, so ist man auch im Stande, krankhafte organische Veränderungen in der Hypnose zu beseitigen, wie Kröpfe, Frostbeulen u. s. w. (Wetterstrand.)

Wie man sieht, hat da die hypnotische Wissenschaft ein dankenswerthes Feld der Thätigkeit vor sich.

## Der Phreno-Hypnotismus.

Eine weitere interessante Gruppe von Erscheinungen kann unter der Bezeichnung des Phreno-Hypnotismus zusammengefasst werden. Wohl die meisten meiner Leser dürften der Hauptsache nach das Wesen der Gall'schen Lehre von der Localisation der Gehirnfunctionen kennen.[1] Die Erscheinungen nun, die wir in diesem Abschnitte zu besprechen haben, scheinen die so sehr angezweifelte phrenologische Lehre bestärken zu können, indem man nämlich bei hypnotisirten Individuen im Stande ist, durch Einwirkung auf bestimmte Gehirnpartien besondere Effecte zu erzielen.

So kann man bei einem in Hypnose befindlichen Individuum, gleichviel ob es sich im lethargischen oder im kataleptischen Stadium befindet, durch Reiben des Scheitels Somnambulismus erzeugen; ist die Reibung hingegen nur seitlich, so entsteht nicht totaler Somnambulismus, sondern halbseitiger oder Hemisomnambulismus.

Concentrirt man, anstatt den gesammten Scheitel zu reiben, den Druck auf einzelne Stellen der Kopfhaut, die zu den Bewegungscentren des Gehirns in Beziehung stehen, so wird der Somnambulismus auf jene Glieder oder Theile des Körpers beschränkt, deren motorisches Centrum beeinflusst wurde. So kann man eine Körperhälfte, einen Gesichtstheil, einen Arm, Fuss etc. selbstständig in Somnambulismus versetzen, ohne die anderen Körperpartien in ihrem bestehenden Zustande im Geringsten zu alteriren. Auf diese Art ist es auch möglich, einen besonderen som-

---

[1] Wer sich dafür interessirt, mag in unserem neuesten Werke »Die Formaldiagnose« (Berlin 1895) unter dem Schlagworte »Phrenologie« nachlesen, woselbst der Gegenstand eingehend erörtert ist.

nambulen Zustand zu erzeugen, in welchem nur bestimmte Kopftheile somnambul sind, und die betreffende Person normal hört und spricht, dabei aber fähig ist, hallucinirt zu werden. Doch ist dieser Zustand dann natürlich kein vollständiger Somnambulismus.

Diese Beeinflussung geht, wie Professor Dumontpallier in der Pariser biologischen Gesellschaft berichtet hat, so weit, dass man bei besonders empfindlichen Somnambulen durch den Einfluss des Blickes allein Muskelbewegungen hervorzurufen im Stande ist.[1]

Einen bezüglichen Versuch beschreibt Professor Dumontpallier wie folgt:

»Die betreffende Person, im halb hypnotischen Zustande, liest, spricht normal und erkennt die anwesenden Personen und Gegenstände vollkommen.«

»Wenn man nun den Blick auf die Stelle des Kopfes richtet, die der vorderen, linken dritten Gehirnwandung entspricht, so verliert die Person sofort die Fähigkeit zu sprechen und es tritt vollkommene Aphasie ein.«

»Ebenso wie man hier lähmend und hemmend einwirken kann, ist man im Stande, durch Beeinflussung anderer Gehirntheile Bewegungen hervorzurufen.«

»Um Phreno-Hypnose herbeizuführen, wird die betreffende Person wie gewöhnlich vorerst in normale Hypnose versetzt, dann hält man deren Arme zwei bis drei Minuten lang ausgestreckt, bringt sie hierauf in ihre erste Lage (Hände im Schosse liegend) und lasse das Schlafende einige Minuten vollständig ruhig.«

»Dann drückt man nicht zu stark an eine beliebige Stelle der Kopfhaut, bis eine Veränderung des Gesichtsausdruckes oder eine Bewegung eines Gliedes erfolgt. Diese Manipulation wird so lange wiederholt, bis der gewünschte Erfolg eintritt, wobei man das

---

[1] Société de Biologie. Sitzung vom 24. December 1881.

Schlafende um sein Befinden, seine Gedanken etc. befragt und auf einer Antwort besteht.« —

Fällt dem Hypnotisirten das Sprechen schwer, was sich durch heftige Schluckbewegungen äussert, so genügt sanfter Druck auf die Augäpfel, um dies Hinderniss zu beheben. Bei Personen, die sich schon mehreremale in Hypnose befanden, kann man das phreno-hypnotische Stadium auch im wachen Zustande hervorbringen, indem man die Augen der zu hypnotisirenden Person fixirt, den Daumen mit leichtem Drucke auf die Nasenwurzel, die übrigen vier Finger auf die Stirne auflegt und einige Minuten in dieser Stellung hält, bis der Hypnotisirte vorübergehend die Augen schliesst. Doch darf mit den auf der Stirne liegenden Fingern kein Druck auf die Stirnhaut aus-geübt werden, da sonst das Gedächtniss des Subjects schwindet und es keine Antworten giebt.

Der Phreno-Hypnotismus war schon den älteren Magnetiseuren bekannt, wurde jedoch von Braid neuerdings entdeckt und in letzter Zeit ausser von Charcot und Richet hauptsächlich von Dumont-pallier, Ferrier, Fritsch, Carville, Durêt und Hitsig studirt.

## Die unilaterale und die bilaterale Hypnose.

Durch einseitigen Reiz ist man im Stande, fast sämmtliche Erscheinungen des Somnambulismus auf nur einer Körperhälfte auftreten zu lassen. Man nennt diesen Zustand »halbseitige oder unilaterale Hypnose«. Er wurde von dem deutschen Arzte Dr. Kayser entdeckt und, wie bereits angeführt, dadurch erzielt, dass man entweder auf die rechte oder die linke Kopfhälfte allein bestimmte Reize einwirken liess.

Nach Beobachtungen Haidenhain's lassen sich auf diese Art mit Bestimmtheit folgende Erscheinungen erzielen.

Wiederholtes Streichen der Haut an der linken Scheitelseite bewirkt einen lähmungsartigen Zustand der rechtsseitigen Extremitäten und der Gesichtsmuskeln in der rechten Gesichtshälfte. Der rechte Arm und der rechte Fuss können nur mit äusserster Anstrengung bewegt werden. Beim Lachen, Weinen und sonstigen Veränderungen der normalen Lage der Gesichtsmuskeln bleibt die rechte Gesichtshälfte vollkommen unbeweglich, während die linke den dem Lachen, Weinen u. s. w. entsprechenden Ausdruck annimmt. Die betreffenden Muskeln befinden sich hiebei vollkommen in jenem Zustande, den wir an früherer Stelle als kataleptischen kennen gelernt haben.

Weiters tritt vollständige ataktische Aphasie (Verlust des Sprechvermögens) ein, so dass vorgesprochene Worte in Folge Hemmung der coordinirten Articulationsbewegungen nicht nachgesprochen werden können.

Wird anstatt der linken die entsprechende rechte Hautpartie gestrichen, so treten die vorbeschriebenen Erscheinungen linksseitig auf, nur fehlt die Aphasie vollkommen.

Beim gleichzeitigen Streichen beider Kopfhälften tritt beiderseitige Katalepsie der Gliedmassen ein, jedoch ohne gleichzeitige Störung der Sprachfähigkeit und Beweglichkeit der Gesichtsmuskeln.

Streicht man zuerst die linke Kopfhälfte und wird dadurch neben der rechtsseitigen Bewegungsstörung Aphasie eingeleitet, so schwindet letztere wie die Gesichtslähmung, wenn nachträglich auch noch gleichzeitig mit der linken die rechtsseitige Kopfhälfte gereizt wird; die Katalepsie dagegen geht auch auf die bis dahin freien linken Gliedmassen über, so dass jetzt alle vier Glieder in dieselbe verfallen sind.

Wird aber zuerst die linke Kopfseite für sich gestrichen, bis der mehrmals erwähnte Effect eingetreten ist, und darauf die Manipulation nur rechts vorgenommen, während die linke Schädelhälfte nicht berührt wird, so schwindet die Aphasie und die Katalepsie auf der rechten Seite, während nach einem kurzen, scheinbar freien Intervalle, in welchem alle Extremitäten frei bewegt werden können, die Bewegungsstörung an den letzteren linksseitig auftritt.

Hieraus ergiebt sich:

Beiderseitiges Streichen bewirkt gekreuzte Katalepsie aller vier Gliedmassen, jedoch ohne Aphasie und Gesichtslähmung.

Einseitiges Streichen bedingt gekreuzte Katalepsie und Gesichtslähmung, wenn es links geschieht mit gleichseitiger Aphasie.

Folgt dem einseitigen Streichen, noch während es fortgesetzt wird, Streichen der anderen Seite, so ist der Erfolg derselbe, als ob schon ursprünglich beide Seiten zugleich gestrichen worden wären.

Wird aber das einseitige Streichen unterbrochen und auf der anderen Seite fortgesetzt, so treten die Wirkungen so ein, als wäre die zweite Seite allein gestrichen worden, indem die Erscheinungen auf der ersten Seite schwinden und auf der zweiten auftreten.

Das Bewusstsein des Hypnotisirten ist während dieser Versuche stets erhalten und treten keinerlei unangenehme subjective Empfindungen dabei auf.

Diese Reihenfolge und Anordnung der Erscheinungen wird in der Regel eingehalten, doch giebt es auch mitunter Ausnahmen hievon.

So kann in manchen Fällen Reiben einer Seite Lähmungserscheinungen der Glieder derselben Seite bewirken.

Ladame[1]) beschreibt einen Fall, wobei Friction der linken Kopfseite in der rechten Körperhälfte so heftige Muskelcontractur bewirkte, dass das hypnotisirte Subject nach dieser Seite gestürzt sein würde, wenn man es nicht aufgefangen hätte. Zu gleicher Zeit trat Begriffsverwirrung und Farbenblindheit im rechten Auge auf.

Charcot hat weiter gezeigt, dass man in einem und demselben hypnotisirten Körper gemischte Erscheinungen von Hemikatalepsie und Hemilethargie hervorbringen kann, indem man in der einen Körperhälfte Katalepsie, in der zweiten Lethargie erzeugt. Man hat diese Art der Hypnose als »bilaterale Hypnose« bezeichnet.

Aber auch derartige gemischte Zustände von Katalepsie und Somnambulismus, auch von Lethargie und Somnambulismus können hervorgerufen werden, wie Richet[2]) und Dumontpallier[3]) gezeigt haben.

Um Hemisomnambulismus und Hemikatalepsie zu erzeugen, genügt es einerseits, einen schwachen Druck auf den Scheitel auszuüben, andererseits, ein Auge des Hypnotisirten zu öffnen.

---


[1]) Ladame, La névrose hypnotique. Neufchâtel 1881.

[2]) Etudes cliniques sur l'hystéro-épilepsie 1885.

[3]) Dr. A. Magnin, Société de Biologie, comptes rendus 1881—1882.

Dumontpallier führt dies, wie Bérillon im
»Hypnotisme experimental« [1]) beschreibt, folgendermassen aus:

Dem Subjecte wird mit einer Binde das linke Auge
verbunden und durch Fixirung des unverdeckten rechten
Auges Hypnose hervorgerufen. Dadurch treten die
verschiedenen Erscheinungen der Hypnose nur rechtsseitig auf, während die linke unbeeinflusst bleibt.

Dies von den Motilitätserscheinungen der Hypnose.[2])

---

[1]) Paris 1884.
[2]) Siehe auch Dr. Moll: Der Hypnotismus, und Zeitschrift für
Hypnotismus.

2.

# Erscheinungen in Bezug auf die Sensibilität.

Was die Sinnesthätigkeit Hypnotisirter anbelangt, so lässt sich im Allgemeinen sagen, dass sie herabgemindert wird, ja theilweise gänzlich zu erlöschen scheint. Es ist zwar in den höheren Stadien der Hypnose (im Somnambulismus) oft eine ganz besonders erhöhte Wahrnehmungsfähigkeit festzustellen, jedoch sind die Forscher darüber nicht einig, ob man in diesen Fällen von einer »erhöhten Wahrnehmungsfähigkeit der fünf Sinne« sprechen kann, oder man nicht vielmehr mit Aeusserungen eines weiteren Sinnes rechnen müsse, den man auch »magnetischen Sinn« [1] genannt hat.

### a) Vom Sehen.

Je mehr der Hypnotisirte aus dem normalen wachen Zustande in den des Schlafes übergeht, um so unvollkommener und undeutlicher wird das Sehen.

Die Augen können nicht mehr offen gehalten werden. die Lider schliessen sich unter beständiger vibrirender Bewegung.

Von grossem Interesse ist das Verhalten der Augen Hypnotisirter in Bezug auf Unterschiedsfähigkeit von Farben.

Die Art der Störung des Farbensinnes ist bei verschiedenen Personen nicht gleich. Der Eindruck, den

---

[1] Prof. Barrett in der Zeitschrift »Sphinx« 1888.

das betreffende Subject von einer Farbe erhält, ist kein constant bleibender. In der Regel wechselt er anfänglich sehr, indem vorerst nur ein unbestimmtes Grau, das im Verlaufe von $1/2$ bis zu 1 Minute durch wechselnde Farben hindurch in eine bestimmte Farbe übergeht. Es tritt aber auch mitunter der gänzlich entgegengesetzte Fall ein, nämlich dass zuerst eine bestimmte Farbe gesehen wird, die nach und nach undeutlicher wird und endlich in Grau übergeht.

Von Wichtigkeit ist, dass Streichen einer Kopfseite, ähnlich wie wir dies schon im vorigen Capitel bei den Bewegungsstörungen kennen gelernt haben, auch hier bestimmte Zustände veranlassen oder beheben kann.

Ist z. B. an dem linken Auge Farbenblindheit vorhanden, die durch Streichen der linken Scheitelgegend verursacht worden war, so schwindet diese sofort wieder beim Streichen der linken Kopfseite. Nur in jenen Fällen, in denen einseitiges Streichen des Kopfes auf beide obere Extremitäten wirkt, tritt ebenfalls gleichzeitige Farbenblindheit in beiden Augen ein. Dieselbe Erscheinung kann auch durch Anlegen des Magnets bewirkt werden.

Wenn aber auch in der Regel im hypnotischen Zustande das Sehen vermindert wird, so hat man doch in mehreren Fällen auch schon eine Steigerung des Sehvermögens beobachtet.

Häufig tritt auch der Fall auf, dass Hypnotisirte mit scheinbar vollständig geschlossenen Augen Alles um sie herum Vorgehende wahrzunehmen vermögen. Haidenhain schreibt jedoch dies hauptsächlich dem Umstande zu, dass bei vielen Hypnotisirten die Lider nicht vollkommen geschlossen sind und hiedurch ein — wenn auch unvollkommenes — Sehen ermöglicht wird.

In älteren Werken wird mehrfach berichtet, dass man Blindheit durch Magnetisiren geheilt habe (Mesmer und das Fräulein von Paradis); derartige Heilungen sind wohl nur dann möglich, wenn es sich nicht um organische Veränderungen des Auges, sondern um Erkrankungen der Sehnerven handelt.

## *b)* Ueber das Riechen.

Was den Geruchsinn anbelangt, so ist er zu Beginn der Hypnose ausserordentlich verfeinert, nimmt dann rasch ab, um gänzlich zu erlöschen und nach dem Erwecken in der Regel sofort wieder vollständig seine Function anzutreten.

Selbst bei Individuen, die an bedeutender Abstumpfung der Geruchsnerven leiden, tritt die vorerwähnte Schärfung ein; ja man kann durch wiederholtes Hypnotisiren sogar eine bedeutende Besserung dieses Leidens erzielen. Bei manchen Somnambulen geht die Steigerung des Riechvermögens so weit, dass sie zarte Gerüche auf die weiteste Entfernung noch wahrnehmen. So erzählt z. B. Preyer,[1] dass eine seiner hypnotisirten Patientinnen dem Geruch einer Rose auf 46 Fuss Entfernung in gerader Linie nachging.

Viele Somnambulen erkennen ihre Verwandten und Bekannten, hauptsächlich aber ihren Magnetiseur am Geruche und nehmen dadurch deren Nahen wahr, noch ehe die betreffenden Personen in Sehweite gelangt sind.

Hypnotisirte scheinen zarte Gerüche, selbst wenn sie minder angenehm sind, starken Wohlgerüchen vorzuziehen.

Die totale Anosmie hingegen vieler Somnambulen ist so vollständig, dass sie die schärfsten Gerüche nicht empfinden. Ein leichtes Anblasen der Nase oder Fächeln derselben genügt aber, um Perception zu bewirken.

Eines der beliebtesten Experimente der alten Magnetiseure, das häufig auch als Beweis des Hell-

---

[1] Die Entdeckung des Hypnotismus etc.

sehens der Somnambulen angeführt wird, dürfte wohl vielfach in der ausserordentlichen Schärfung des Geruchsinnes eine natürliche und einfache Erklärung finden. Wir meinen die Thatsache, dass Letztere, in einem dicken Buche blätternd, jenes Blatt erkennen, welches ihr Magnetiseur vorher betastet hat.

In gewissen Stadien der Hypnose ist man auch im Stande, durch Gerüche entsprechende Vorstellungen im Schlafenden wachzurufen, ähnlich wie man beim Träumenden z. B. durch Rosenduft Träume erweckt, worin Rosenbouquets, Rosengärten etc. vorkommen.

### c) Vom Hören.

Das Hörvermögen Hypnotischer ist ebenfalls zu Beginn des hypnotischen Zustandes bedeutend schärfer als während des Wachens.

Aber auch hier zeigt sich die eigenthümliche Erscheinung, dass schwache und zarte Geräusche viel eher und vollkommener zur Empfindung gelangen, als intensive Töne, und dass schwache, wenn auch disharmonische Töne starken Wohlklängen vorgezogen werden.

Braid giebt an, dass wiederholtes vorsichtiges Hypnotisiren — sofern kein unheilbares organisches Gebrechen der Hörwerkzeuge vorliegt — Schwerhörigkeit zu mildern, ja sogar zu heilen im Stande ist. Sogar bei Taubstummen soll schwache Hörfähigkeit erzielt werden, wenn man, nachdem sie hypnotisirt sind, ihre Glieder ausstreckt und die Ohren sanft fächelt.

In einem Falle soll man es dazu gebracht haben, dass ein Schwerhöriger, der das Ticken einer Taschenuhr auf eine Entfernung von 3 Fuss nicht mehr hörte, nachdem er hypnotisirt worden war, auf 35 Fuss Entfernung zu hören angab und thatsächlich ohne Besinnen direct auf die Uhr zuging.

*d*) Vom Geschmacke Hypnotisirter.

Was die Geschmacksempfindungen Hypnotisirter anbelangt, so scheint ebenfalls in vorgeschritteneren Stadien des Somnambulismus die Unterscheidungsfähigkeit für diese Art von Sinneseindrücken vermindert oder sogar gänzlich aufgehoben zu sein. Häufig sind Geschmackshallucinationen, ähnlich wie sie bei manchen Geisteskranken, Narkotisirten oder auch bei Vergifteten vorkommen. Bei vielen Hypnotisirten tritt so vollständige Ageusie ein, dass sie die ekelerregendsten Flüssigkeiten ohne irgend eine unangenehme Geschmackswahrnehmung zu sich nehmen können. Löst man dann durch Anblasen, Fächeln etc. die Hypnose, so tritt erst Geschmacksempfindung ein. Man ist ferner auch im Stande, bei Hypnotisirten durch Suggestion bestimmte Geschmackshallucinationen zu erregen und ihnen eine beliebige Flüssigkeit oder Speise für eine andere zu geben, ohne dass die Täuschung erkannt wird. Es ist ja bekannt, dass Hypnotisirte Erdäpfel für Birnen essen, Tinte für Wein trinken; sonderbar und unerklärlich bleibt dabei, dass derartige verkehrte Genüsse keine üblen Folgen nach sich ziehen, wofern man die Suggestion nachwirken lässt. Bei besonders empfänglichen Somnambulen erstreckt sich dies nicht blos auf das Nichterkennen der Täuschung, sondern es treten sogar bestimmte Wirkungen ein, die dem Genossenen zugeschrieben werden. So bewirkt z. B. reines Wasser, das dem Somnambulen für Wein gegeben wird, Trunkenheit; wenn es als Brech-, als Purgirmittel u. s. w. bezeichnet wird, so hat es ebenfalls die entsprechende Wirkung.

Sonderbar ist auch die schon an anderer Stelle erwähnte Unterscheidung, welche somnambule Personen, sogar wenn sie sich im wachen Zustande befinden, zwischen reinem und sogenanntem magnetisirten Wasser bezüglich des Geschmackes machen.

### *e*) Das Fühlen Hypnotisirter.

Der Tastsinn und Temperatursinn Hypnotisirter ist während des ersten Stadiums der Hypnose in ausserordentlichem Grade verfeinert, so dass Hypnotisirte die Gestalt von Gegenständen genau zu erkennen vermögen, welche ihnen in der Hinterkopf- und Nackengegend angelegt, oder auch nur auf 15 bis 20 Zoll Abstand angenähert werden. Diese Empfindlichkeit für ästhesiogene Reizmittel schwindet jedoch im weiteren Verlaufe der Hypnose und macht alsbald einer starken Analgesie Platz, die so tief werden kann, dass man im Stande ist, an dem Hypnotisirten schwierige chirurgische Operationen auszuführen. Die Analgesie kann aber auch auf das dem Schlafe folgende normale Wachsein ausgedehnt werden. So ist man im Stande, auf diese Weise selbst sehr heftige Kopf-, Zahn- oder rheumatische Schmerzen durch einmaliges Hypnotisiren dauernd zu beseitigen.

Wir wollen nun das Verhalten des Gefühls Hypnotisirter in Bezug auf die wichtigsten Reizmittel einer Betrachtung unterziehen.

Ungemein empfindlich erweisen sich somnambule Individuen gegen thermische Reize. Aber nicht nur, dass ein schwacher, kühler oder warmer Luftstrom bis auf 60 und 80 Meter Entfernung noch wahrgenommen wird, so stellen sich auch noch andere Wirkungen ein.

Kälte vermindert nicht nur die Empfindung, sondern auch die Muskelerregkarkeit Hypnotisirter. Je nach der Dauer der Application und dem Temperaturgrade werden Empfindung und Reizbarkeit entweder blos herabgesetzt oder auch gänzlich aufgehoben. Diese Wirkung erstreckt sich nicht blos auf die betreffende, dem Kälteeinflusse unterworfene Stelle, sondern auf die ganze bezügliche Körperhälfte.

Liegt die Applicationsstelle in der Mittellinie des Körpers oder dieser sehr nahe, so dehnt sich die Wirkung auf beide Körperhälften aus.

Die durch Kälteeinfluss entstandene Wirkung hört um so rascher wieder auf, je kürzer die Dauer der Einwirkung war.

Auch Wärme vermindert die Reizbarkeit, und zwar scheint die Schnelligkeit, mit welcher diese Wirkung eintritt, in directem Verhältnisse zur Höhe der Temperatur zu stehen.

Auch hier zeigt sich je nach Lage der Applicationsstelle ein laterales oder bilaterales Erlöschen der Reizbarkeit.

Mitunter treten vor demselben leichte klonische Bewegungen ein, in der Regel jedoch sofortiges Erschlaffen der Glieder. Ebenso gilt bei Anwendung von Wärme der für Kälteeinwirkung ausgesprochene Grundsatz bezüglich der Dauer des hiedurch hervorgerufenen Zustandes.

Diese Erscheinungen treten aber leichter und markanter bei tieferer Hypnose ein, wenn sie von allgemeiner Anästhesie begleitet werden.

## Der Transfert.

Wir haben bereits in dem Abschnitte über die Hypnoskope gesehen, dass es Personen giebt, die gegen magnetische Einwirkung nicht unempfänglich sind, umsomehr wird es uns einleuchten müssen, dass Metalle und Magnete an Hypnotisirten ebenfalls besondere Wirkungen hervorbringen werden.

Metalle wirken hauptsächlich auf die sensitiven Nerven, indem sie, auf anästhetische Hautstellen aufgelegt, die Rückkehr der Sensitivität veranlassen. Dr. V. Burg, der zahlreiche Versuche über die Wirkung aufgelegter Metalle auf unempfindliche Körperstellen gemacht hat, lenkte durch seine bezüglichen Berichte in der Société de Biologie die Aufmerksamkeit der Gelehrten auf diese besonderen Erscheinungen, und obgenannte Gesellschaft delegirte den mittlerweile vorstorbenen Professor C h a r c o t, dann die Herren L ü y s und D u m o n t p a l l i e r zur Untersuchung dieses Gebietes.[1]) Das Ergebniss der Arbeiten war, dass thatsächlich bei verschiedenen Kranken durch Auflegen von Metallplatten eine Wiederherstellung der Empfindlichkeit in den anästhetischen Stellen eintrat, gleichzeitig wurde aber eine Uebertragung der Anästhesie auf die symmetrisch gelegenen gesunden Körperstellen constatirt. Weiters zeigte sich, dass diese Erscheinung nicht nur in Bezug auf Sensitivität, sondern auch auf Motilität gelte, indem durch dasselbe Mittel auch Uebertragung von Muskellähmungen aus dem kranken auf das symmetrisch gelegene gesunde Glied bewirkt werden konnte.

[1]) Société de Biologie 1879.

Ausser den Metallen giebt es noch ein besonderes Agens, welches die Erscheinung des Transferts in besonders hohem Grade hervorbringt; es ist dies der Mineralmagnetismus. Wir haben demnach zweierlei Arten des Transferts, nämlich:

einen metallischen Transfert und [1])
einen magnetischen Transfert
zu unterscheiden.

Der metallische Transfert wird, wie wir bereits vorher gesehen haben, durch Auflegung eines Metallstückes — meistens in Plättchenform — bewirkt. Diese Erscheinung tritt sowohl im hypnotischen als auch im wachen Zustande ein. Dabei ist nur der eine Unterschied zu betonen, dass der Transfert während der Hypnose nicht nur für die Motilität und Sensitivität Geltung hat, sondern dass man auch sämmtliche Erscheinungen der halbseitigen Hypnose durch metallischen oder magnetischen Transfert von der einen auf die andere Körperhälfte übertragen kann. Nähert man z. B. einer Person, deren rechte Seite kataleptisch gemacht wurde, an dieser einen Magnet auf einige Centimeter Entfernung, so wird die Katalepsie in wenigen Minuten aus der rechten Seite verschwinden, in der linken hingegen eintreten. Wir fügen hier zwei Abbildungen bei, welche die Erscheinung des magnetischen Transferts an einer hypnotisirten Person veranschaulichen. Dem in Rede stehenden Individuum wurde im hypnotischen Zustande eine Bewegungslosigkeit des rechten Armes suggerirt, der schlaff auf den rechten Oberschenkel niedergesunken war. (Siehe Tafel VIII.) Ein Magnetstab wurde angenähert; der Arm begann sich zu heben, während der linke Arm, der kataleptisirt war, im gleichen Masse niedersank und den Krampfzustand verlor. Endlich war der entgegengesetzte Zustand eingetreten, der

---

[1]) Vielleicht auch einen »autosuggestiven Transfert«.

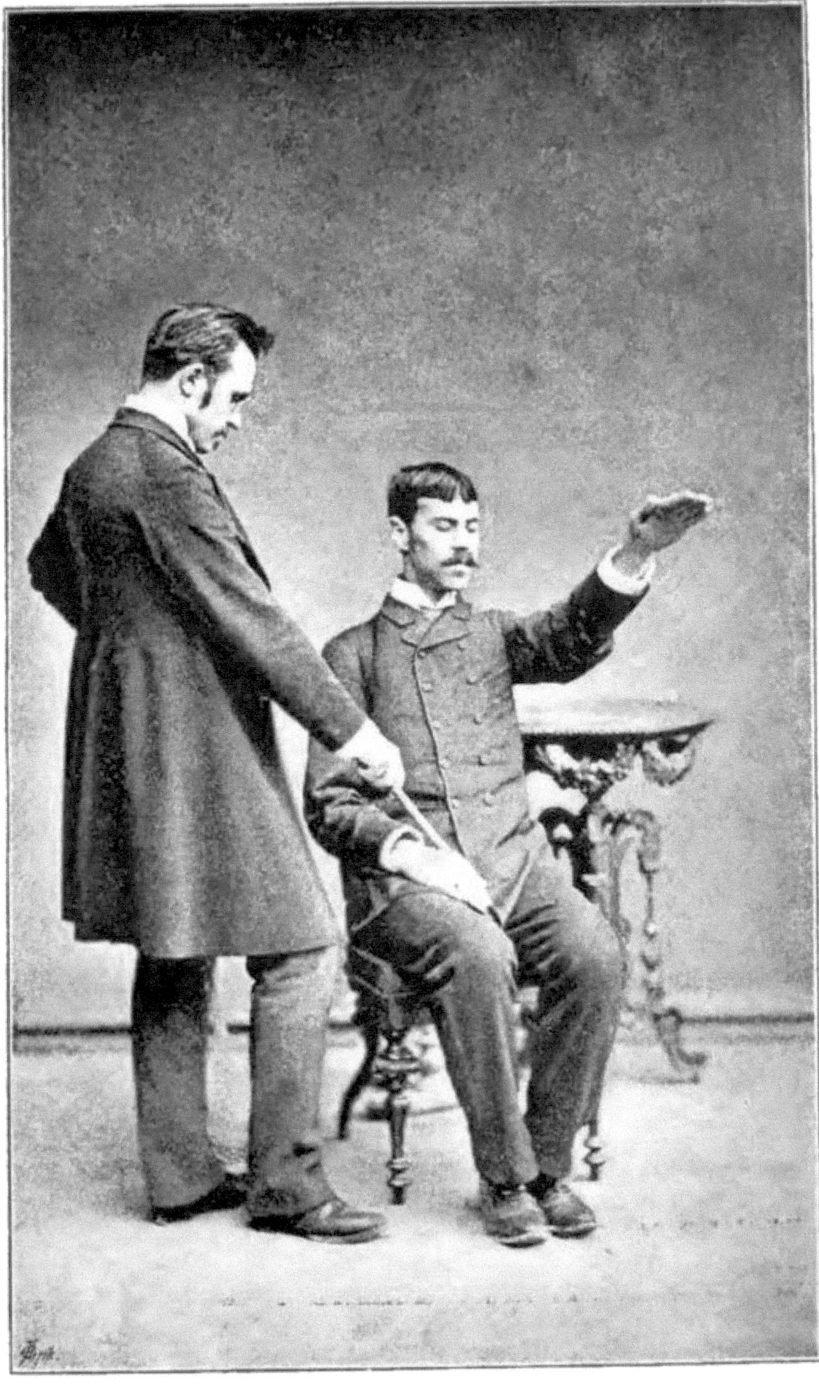

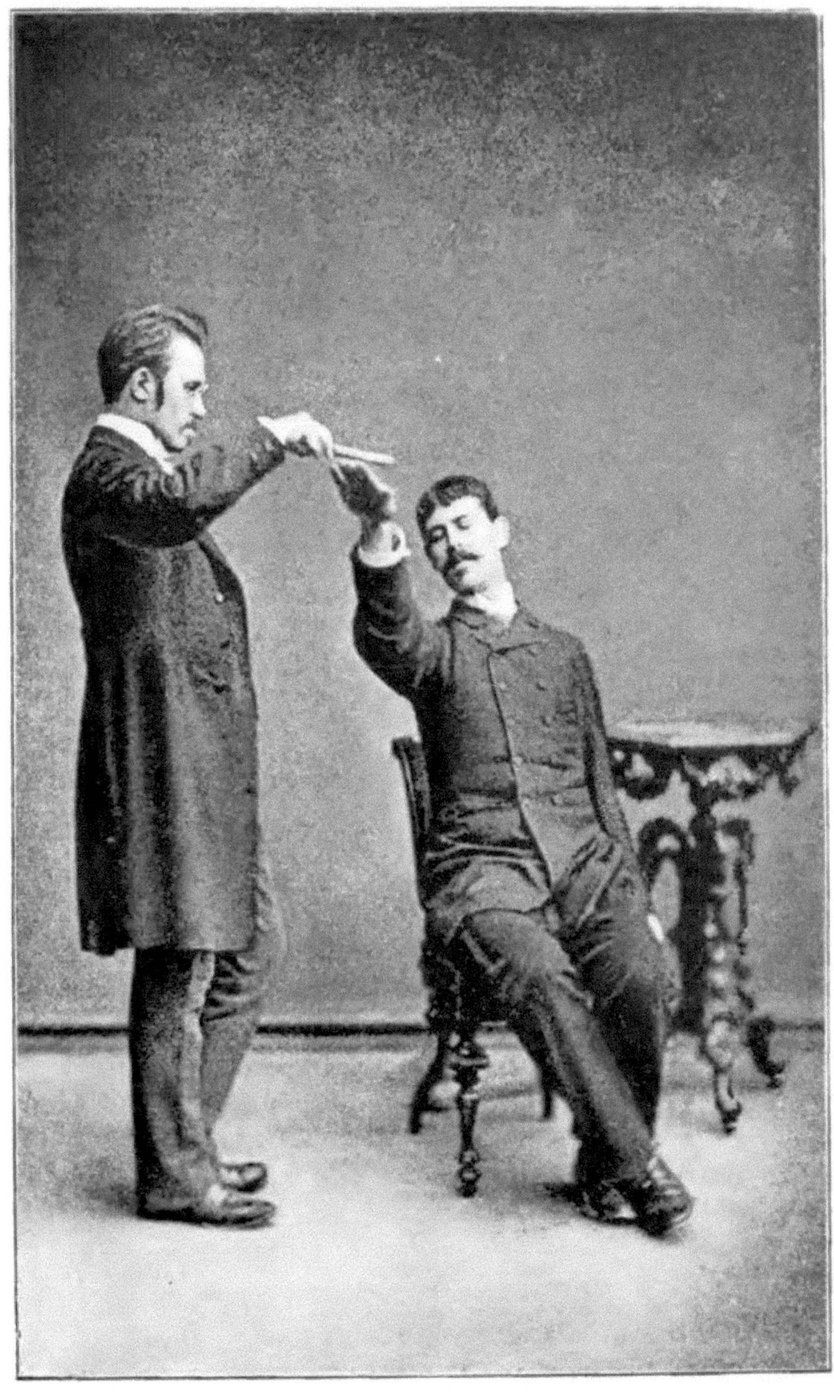

Ein hypnotisirtes Individuum nach dem magnetischen Transfert.

rechte Arm hoch erhoben und total kataleptisch, der linke hingegen auf den Schenkel niedergesunken und bewegungslos. (Siehe Tafel IX.) Ebendasselbe gilt auch von Uebertragung der halbseitigen Lethargie und des halbseitigen Somnambulismus. Sind zwei der genannten halbseitigen Zustände gleichzeitig in einem Individuum vorhanden, so tritt ein kreuzweiser Austausch ein; ist z. B. ein Subject vor Anlegung des Magnets rechtsseitig kataleptisch und linksseitig lethargisch, so wird nach dem Transfert die rechte Seite lethargisch, die linke hingegen kataleptisch sein. [1]

Alle übrigen Functionsstörungen während der Hypnose, die einzelnen Contracturen des lethargischen, die Zwangsstellungen des kataleptischen Stadiums, sowie die Hallucinationen, Paralysien und Anästhesien, die während der Hypnose durch Suggestion erzeugt worden waren, können solchermassen dem magnetischen Transfert unterzogen werden.

Aber auch noch eine andere Wirkung der Metalle und Magnete ist in Bezug auf die hypnotischen Zustände von Interesse. Durch Application von Magneten oder Metallen kann man nämlich das Eintreten der Hypnose verhindern. [2] So wirkt bei vielen Somnambulen das Auflegen eines Metalles oder Magnetes dehypnotisirend. [3]

Hypnotisirte Individuen sind überhaupt gegen magnetische Einwirkung sehr empfindlich. So fühlen viele Somnambulen selbst verdeckte Annäherung von Stahlmagneten auf 100 bis 200 Fuss Entfernung. Ja es wurde die Beobachtung gemacht, dass bei besonders

[1] Ch. Féré et A. Binet, Note pour servir à histoire du transfert chez les hypnotiques. (Im Progrès médical, 12. Juli 1884.)

[2] Dumontpallier, Société de Biologie, 10. und 17. December 1881.

[3] Diese dehypnotisirende Wirkung soll übrigens in bedeutendem Masse auch der gewöhnlichen Kohle zukommen. Berührung mit einer solchen wirkt bei den meisten Hypnotisirten sehr rasch erweckend.

sensitiven Subjecten die blosse Anwesenheit eines mässig starken Magnets im Versuchsraume genüge, um den Eintritt der Hypnose zu verhindern. Während der Transferirung eines Zustandes von der einen in die andere Körperhälfte nehmen die dem Versuche unterzogenen Personen in der Regel eine unangenehme Empfindung im Hinterhaupte oder auch in der Scheitelgegend wahr, die sich mitunter sogar zu einem Schmerzgefühle steigert. [1]

Der Transfert ist gewöhnlich ein allmäliger, d. h. in dem Masse, als die Erscheinungen in der dem magnetischen Einflusse unterworfenen Körperstelle schwinden, stellen sie sich in der entgegengesetzten ein. Hiebei ist jedoch eine Stärkeabnahme bemerkbar.

Bei Anstellung von Versuchen über den Transfert mit Hypnotisirten ist jedoch darauf zu sehen, dass Selbsttäuschung verhindert werde, indem dieselbe Erscheinung der Transferirung von Zuständen durch einfache hypnotische Suggestion bewirkt werden kann.

Bevor wir aber zur Besprechung dieser wohl bedeutendsten und wichtigsten der Erscheinungen des Somnambulismus schreiten, wollen wir noch kurz den Einfluss betrachten, den die Magnete auf Athmung und Blutcirculation ausüben.

Die Herren Dr. Tamburini und Sepilli und Andere haben diese Art der Erscheinungen eingehend studirt. Hier soll deshalb über die Ergebnisse der Versuche der erstgenannten Aerzte berichtet werden. [2]

Bei diesen Versuchen wurde ein Hauptaugenmerk darauf gerichtet, die Versuchsergebnisse auf graphischem Wege mittelst hiezu construirter Registrirapparate dauernd zu fixiren, um hiedurch auch beim Experimente

---

[1] Derartige schmerzhafte Empfindungen werden bei Annäherung starker Magnete von vielen sensitiven Personen wahrgenommen und können sich mitunter bis zur Unerträglichkeit steigern.

[2] Fränkel, Anleitung zur experimentellen Untersuchung des Hypnotismus etc. 1882.

nicht anwesenden Personen ein anschaulicheres Bild des Verlaufes bieten zu können. Deshalb wurde für die Respirationsversuche ein Marey'scher Pneumograph, für die Circulationsänderungen ein einfacher und ein Transmissions-Sphygmograph von demselben Erfinder, sowie ein von Mosso construirter und Dr. Fano verbesserter Hydro-Sphygmograph in Anwendung gebracht.

Der Magnet, der bei diesen Untersuchungen verwendet wurde, ist ein gewöhnlicher Hufeisenmagnet

Fig. 34.

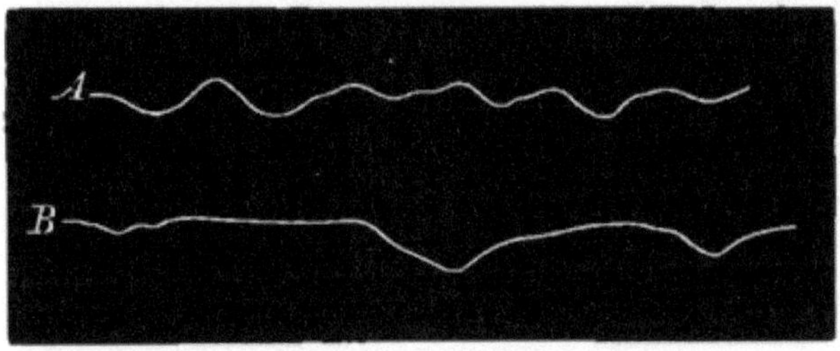

*A* Respirationscurve während des Schlafes vor Anlegung des Magnets.
*B* nach

von 3 Kilogramm Zugkraft und wurde immer in einer Entfernung von 3 bis 4 Centimeter von dem bis auf die nackte Haut entblössten Thorax oder Epigastrium der Versuchsperson gehalten und hiebei die möglichsten Vorsichtsmassregeln getroffen, um etwaige unbeabsichtigte Täuschungen durch Gehörs- oder Gefühlseindrücke zu vermindern.

Als der erste Versuch gemacht wurde, war der Schlaf tief und der Athem kurz und unregelmässig, regulirte sich jedoch knapp vor Application des Magnets.

Vorstehende Figur 34 zeigt die Respirationscurve in diesem Augenblicke.

Bei Annäherung des Magnets an das Epigastrium sprang die Curve, welche in der Inspirationslinie stand, plötzlich mit einem sehr leichten und kurzen Exspirationsruck um und verblieb in einer 7 Secunden langen Exspirationspause, d. i. in einer wahren Apnoe, da mindestens drei Athemzüge ausfielen.

Hierauf folgte eine leichte Inspiration und wiederum eine lange Exspirationspause.

Fig. 35.

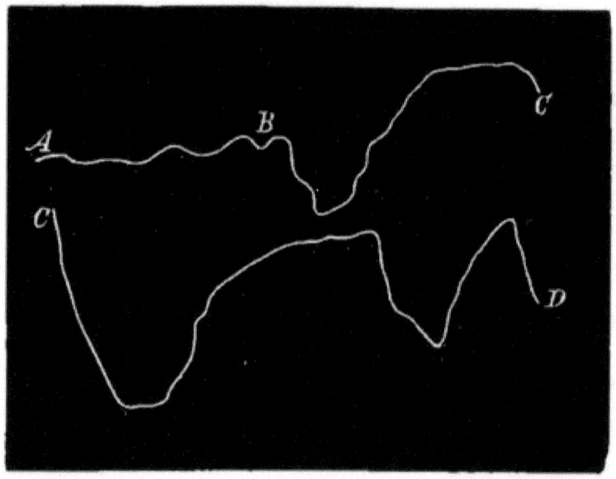


*A B* Respirationscurve während des Schlafes vor Anlegung des Magnets.

*B C* nach

*C D* › Entfernung ›

In anderen Fällen wurde diese Pause vom Versuch einer Inspirationsbewegung unterbrochen; in noch anderen ging ihr dagegen sofort nach Application des Magnets eine kräftige Inspirationsbewegung voraus, dann war indess die Pause weniger lang (Fig. 35).

Manchmal erfolgte die Veränderung der Respiration zwar auch unmittelbar, aber anstatt in einer Pause zu

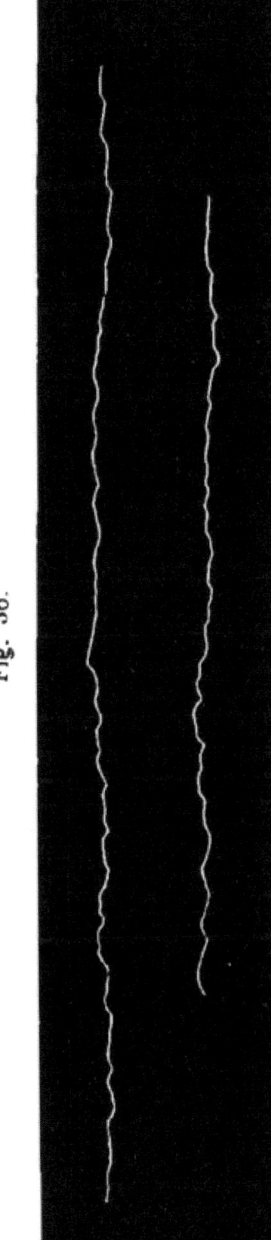

Fig. 36.

Normale Pulscurve.

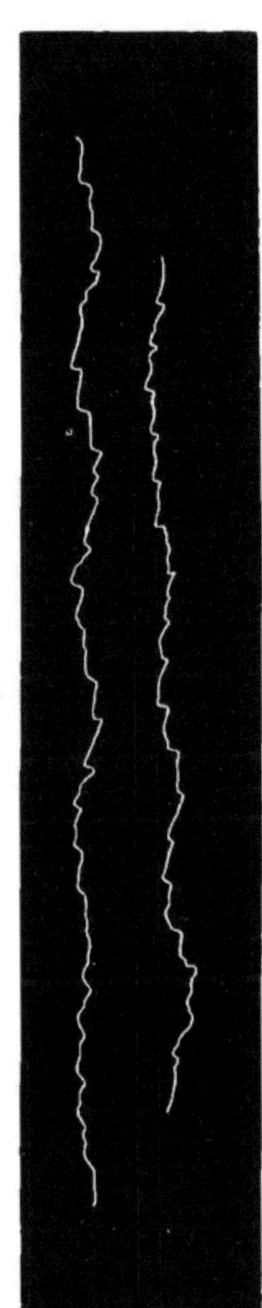

Fig. 37.

Pulscurve zu Beginn des hypnotischen Zustandes.

bestehen, bestand sie in einer merklich vermehrten Tiefe mit Verlangsamung des Athems ohne Stillstand.

Dies sind also die mehr oder weniger unmittelbaren Folgen der Magneteinwirkung. Nach Beseitigung des Magnets folgt sofort gleichzeitig mit dem Aufhören der Exspirationspause eine tiefe Inspirationsbewegung, offenbar aus dem lebhaften Bedürfnisse, die aufgehobene Athmung wieder herzustellen. [1)]

Durch Einfluss des Magnets auf die Herzgegend wurde in der Regel eine verstärkte Herzthätigkeit erzielt.

Fig. 38.

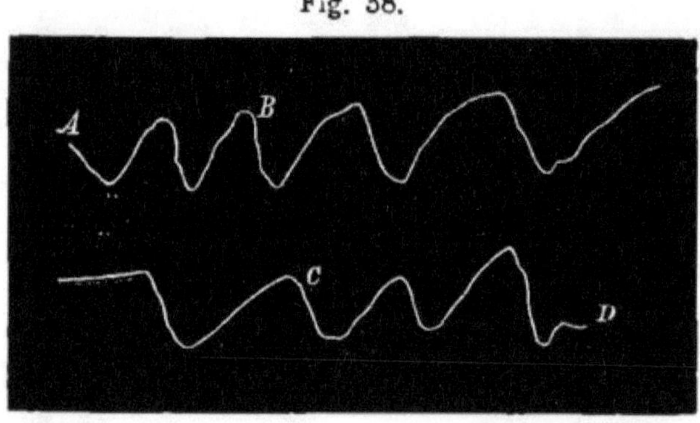


A B Respirationscurve vor Application des Metalles.
B C                         nach        »
C D                                     Entfernung

Der Herzschlag wurde kräftiger und fühlbarer, der Puls grösser und gespannter.

Diese Veränderungen treten aber im Zusammenhang mit den respiratorischen Veränderungen ein, so dass es zweifelhaft erscheint, ob sie dem magnetischen

––––––––––

[1)] Respirationsveränderungen werden übrigens auch durch Hautreize, so z. B. Streichen der Gesichtshaut, hervorgerufen, indem hiebei in der Regel kleinere und frequentere Bewegungen eintreten, während die Pause gänzlich verschwindet.

Einflusse allein zuzuschreiben sind oder nicht. Die vorstehenden Figuren 36, 37 zeigen blos Sphygmogramme in Bezug auf die Alterationen, welche die Herzthätigkeit durch Hypnotisirung erleidet.

Aber auch durch Application von Metallplatten auf den Magen und Thorax erleiden die Respirations-curven Veränderungen, wie aus Fig. 38 zu ersehen ist.

Hiemit wären wir mit Betrachtung der Erscheinungen der Motilität und Sensitivität zu Ende und können nun auf die psychischen Erscheinungen übergehen.

## 3.

# Die psychischen Phänomene des Somnambulismus.

Die bisher betrachteten Erscheinungen der Hypnose sind, obwohl mitunter überraschend, doch bei weitem nicht von dem nahezu wunderbaren Charakter vieler psychischer Phänomene.

Die letzteren variiren von den einfachsten Erscheinungen in Bezug auf Gedächtnisskraft und Intelligenzäusserung des Schlafenden bis zu den unerklärlichsten Wirkungen des Willens, der Einbildung u. s. w.

Wir werden diese Erscheinungen behufs leichterer Uebersicht in zwei Hauptgruppen theilen, und zwar in:

*A.* einfache psychische Phänomene, und

*B.* höhere psychische Leistungen der Somnambulen.

Obwohl auch im lethargischen und dem kataleptischen Stadium einzelne psychische Leistungen vorkommen, gehört doch die überwiegende Mehrzahl derselben dem eigentlichen somnambulen Zustande an.

Es ist im Allgemeinen nicht besonders schwierig, mit einem in Hypnose befindlichen Individuum einen sprachlichen Verkehr anzuknüpfen; denn es hört in der Regel Alles, was der Hypnotiseur spricht, und kann auch häufig auf gestellte Fragen kurze Antworten geben. In höchstem Grade äussert sich jedoch diese Fähigkeit nur im entwickelten Somnambulismus, und dies auch erst dann, wenn Somnambule und Operator in regelrechten Rapport zu einander gesetzt sind.

Die Beweglichkeit des Hypnotisirten ist im Somnambulismus eine nahezu unbehinderte, obwohl sich noch einige der im kataleptischen Stadium so leicht zu erzielenden Bewegungshemmungen hervorbringen lassen. Sonst aber ist dieses Stadium der Hypnose, wie schon an früherer Stelle bemerkt wurde, arm an physischen, um so reicher aber an psychischen Vorgängen.

Aber auch der somnambule Zustand zeigt bedeutende Verschiedenheiten. Man kann bei Vielen einen künstlichen Somnambulismus erzeugen, dem aber die höheren, dem Somnambulismus eigenthümlichen psychischen Phänomene fehlen. Dieser Zustand tritt in der Regel bei ersten Versuchen an gesunden Individuen auf, die einer der hypnogenen Manipulationen unterzogen worden sind, während der eigentliche Somnambulismus am leichtesten an Hysterischen beiderlei Geschlechts zu erzielen ist. Es könnte nun hier die Frage aufgeworfen werden, ob diese höheren Phänomene, wie sie bei letztgenannten Kranken auftreten, nicht auf Rechnung des krankhaften Zustandes zu setzen seien, dem widerspricht jedoch die Thatsache, dass auch bei gesunden Individuen sich nach mehr oder minder häufig wiederholter Hypnotisation jene vorerwähnten höheren somnambulen Erscheinungen entwickeln lassen.

Nach diesen einleitenden Bemerkungen wollen wir zur Betrachtung der ersten Gruppe der psychischen Phänomene übergehen.

## A. Die einfachen psychischen Phänomene.

### 1. Das Gedächtniss Hypnotisirter.

Bei allen in Hypnose befindlichen Individuen tritt die höchst beachtenswerthe Erscheinung des Doppelbewusstseins ein.

Während nämlich das im somnambulen Schlafe befindliche Subject sich aller Vorgänge zu erinnern vermag, die sein normal-waches und auch sein somnambules Leben betreffen, fehlt ihm im Wachen gänzlich die Erinnerung an Alles, was sich während des somnambulen Stadiums zugetragen hat. Es zeigt sich also eine Spaltung des Erinnerungsvermögens, von welchem wir das des wachen Zustandes als normales oder waches, das des hypnotischen hingegen in Hinkunft als somnambules Erinnerungsvermögen bezeichnen werden.

Wichtig ist ferner, dass in jeder nachfolgenden Periode des Somnambulismus mit dem Eintritt derselben alle früheren somnambulen Schlafperioden sofort dem Schlafenden in allen, selbst den geringfügigsten Einzelheiten erinnerlich werden, auch wenn dazwischen bedeutende Zeiträume verflossen sind. Es zeigt sich also eine Steigerung oder Schärfung des Gedächtnisses, die sich auf alle Ereignisse des wachen Lebens ausdehnt — selbst wenn sie schon längst vergessen waren.

Wir werden uns also zu merken haben, dass im Somnambulismus:

*a)* Eine Spaltung in zwei Bewusstseinsformen, nämlich:

in ein waches und in

ein somnambules Bewusstsein, eintritt,

von welchen letzteres sämmtliche Vorkommnisse der beiden Bewusstseinsformen umfasst, während ersteres nur die des Wachens einschliesst, und

*b*) eine Schärfung der Erinnerungsfähigkeit eintritt, die sich auf die Vorgänge beider Bewusstseinszustände und auf lange Zeiträume erstreckt.

Von besonderem Interesse ist weiters, dass der somnambule Bewusstseinsinhalt auch sämmtliche Träume umfasst, die das somnambule Individuum während des gewöhnlichen Schlafes, sowie Visionen, Hallucinationen, die es während etwaiger krankhafter Zustände, Delirien u. s. w., hatte. In einigen seltenen Fällen hat man zwar auch Erinnerung an Vorfälle während der Hypnose beobachtet,[1] jedoch war diese Erinnerung dann unklar und undeutlich, wie wenn man nach wüsten Träumen erwacht und sich einzelne Momente derselben nebelhaft, wie verschleiert, dem inneren Blicke darbieten. Solche Fälle sind jedoch, wie schon bemerkt, äusserst selten und dürften wohl darauf zurückzuführen sein, dass man bei manchen hypnotisirten Individuen durch ein mit dem während der Hypnose vorgefallenen Ereignisse in Beziehung zu bringendes Wort Erinnerung an einzelne Vorkommnisse erwecken kann. [2]

Es giebt jedoch ein besonderes Mittel, um dem Somnambulen nach dem Erwachen die Vorgänge während des Schlafes erinnerlich werden zu lassen, und dies besteht darin, dass man ihm noch vor dem Erwecken befiehlt, sich des Gesagten oder des Geschehenen u. s. w. zu erinnern.

Die Fähigkeit, auf das Erinnerungsvermögen eines im somnambulen Schlafe befindlichen Subjects einzu-

---

[1] Ladame, La Neurose hypnotique. Neufchâtel 1881.

[2] Haidenhain, Der sogenannte thierische Magnetismus etc. Breslau.

wirken, kann aber auch noch in anderer Weise geltend gemacht werden, indem man nämlich durch blosse Suggestion die Erinnerung an die Vorgänge während des Somnambulismus erwecken, aber auch benehmen kann. Und zwar kann diese Störung des somnambulen Bewusstseins durch Suggestion nur temporär oder auch dauernd sein.

In allen Fällen vermag man auf demselben Wege, auf welchem diese Störungen bewirkt wurden, dieselben wieder zu beseitigen, nämlich durch entgegengesetzte Suggestion.

## 2. Der Rapport.

Es wurde in vorliegender Schrift bereits mehrmals des sogenannten magnetischen Rapports zwischen Operator und Subject erwähnt. Mit diesem Ausdrucke bezeichnet man die eigenthümlichen Beziehungen, die sich zwischen Magnetiseur und Somnambule nach mehrfach wiederholtem Hypnotisiren herausbilden und sich dahin steigern, dass das hypnotisirte Individuum im somnambulen Zustande nur mit dem Hypnotiseur allein verkehren will.

In den ersten Stadien der Hypnose charakterisirt sich der Rapport als Unvermögen des Hypnotisirten, Fragen einer anderen Person als des Operators, der sie hypnotisirt hatte, zu hören und darauf zu antworten.

In tieferen und entwickelteren Stadien des Somnambulismus beschränkt sich dieses Unvermögen oder besser gesagt diese Unempfindlichkeit gegen Sinneseindrücke nicht blos auf den Gehörsinn, sondern auch auf alle anderen Sinnesorgane.

Die Somnambule hört, sieht, fühlt, schmeckt und riecht (häufig nur zufolge einer Autosuggestion) nur das ihr vom eigenen Hypnotiseur Dargebotene und erkennt sofort jede Täuschung in dieser Hinsicht. Wenn z. B. der Hypnotiseur die Hand seiner Somnambule erfasst, äussert sich in ihren Mienen in der Regel Wohlbehagen; er kann dann der Hand und dem Arme jede beliebige Haltung geben, und es wird, wenn er die Hand loslässt, keine Veränderung in der Lage oder Stellung derselben eintreten. Versucht eine andere Person dasselbe zu thun, so bleibt die Hand leblos, sie nimmt zwar, so lange sie festgehalten wird, ebenfalls alle möglichen Stellungen an, um aber sofort wieder herabzusinken, sobald man sie freilässt. Kataleptisirt der Hypnotiseur einen Arm, Fuss oder einen andern Körpertheil seiner Somnambule, so weicht dieser Zustand wieder, sobald er es wünscht, in Folge einer einzigen Berührung, eines Wortes, einer Bewegung u. s. w. Eine fremde Person hingegen kann alles Mögliche versuchen, ohne denselben Erfolg zu erzielen. Die Unempfindbarkeit gegen grobsinnliche Eindrücke ist also gepaart mit einer gleichzeitigen äusserst feinen Unterscheidungsfähigkeit zarter Einflüsse. Ob dieselbe nur auf einer bedeutenden Steigerung der Functionen des Geruchsinnes beruht, vermag hier nicht entschieden zu werden, doch lassen es andere complicirtere Phänomene des Rapports als sehr wahrscheinlich annehmen, dass noch anders geartete, äusserst zarte Einwirkungen hiebei im Spiele sind. Der Rapport, bezw. der energische Wunsch, nur mit dem Hypnotiseur zu verkehren, kann bei sehr sensitiven Somnambulen so weit gehen, dass die Berührung durch eine fremde Person Krämpfe auslösen kann.

Die Unterscheidungsfähigkeit für die vom Hypnotiseur stammenden Eindrücke geht endlich so weit, dass die Somnambule mit mehrfach verbundenen Augen durch blosse Berührung eines Gegenstandes zu empfinden und anzugeben vermag, ob der mit ihr in Rapport stehende Hypnotiseur diesen Gegenstand berührt hatte oder nicht.

Ja, es scheint sogar, dass nicht einmal Berührung hiezu nöthig ist, da eine Somnambule — wie man wiederholt zu beobachten Gelegenheit hatte — unter vielen Gegenständen, ohne sie zu sehen oder zu berühren, jene sofort erkannte, die der Hypnotiseur mit seinen Fingerspitzen betupft hatte.

Es wurde an früherer Stelle schon angeführt, dass hypnotisirte Individuen sogenanntes magnetisirtes von reinem Wasser durch Geruch und Geschmack zu unterscheiden vermögen. Somnambulen sind nun im Stande, das von ihrem Operator magnetisirte Wasser unter Hunderten — durch fremde Personen magnetisirten — Wässern herauszufinden.

Wenn man eine somnambule Person darnach fragt, wieso sie im Stande sei, zwischen magnetisirten und unmagnetisirten Körpern einen Unterschied zu machen, so erhält man immer die Antwort: »Ich fühle es!«

Prof. Beaunis[1]) zu Nancy, Dr. Liébeault[2]) zu Paris, Dr. Carpenter[3]) zu London und viele andere Physiologen und Psychologen, die bezügliche Versuche angestellt haben, bestätigen diese Fähigkeit der Somnambulen, über die bereits von den Magnetiseuren der alten Systeme berichtet wurde, ohne dass ihnen jedoch Glauben geschenkt worden wäre.

Eigenthümlich ist bei dem Rapporte, dass er gewissermassen auch auf andere Personen übertragen werden kann. Man pflegt dies mit: »In Rapport-setzen« zu bezeichnen, und sagt: »Die Somnambule wird mit diesen Personen in Rapport gesetzt.« Die gebräuchlichste Art sich in Rapport zu setzen besteht darin, dass der Magnetiseur einerseits die Hand der Somnambule, andererseits die der Person, auf die der Rapport übertragen werden soll, mit seinen eigenen Händen erfasst und zu dem Schlafenden sagt: »Ich setze Dich

---

[1]) Le Somnambulisme provoqué. Paris 1886.
[2]) Liébeault, Sommeil etc.
[3]) Carpenter, Mental Physiolog.

mit dieser Person in Rapport, sie wird dieselbe Macht, wie ich, über Dich haben und Du wirst ihr ebenso wie mir gehorchen.« Von diesem Augenblicke an ist that-sächlich die in Rapport gesetzte Person im Stande, auf die Somnambule denselben Einfluss wie der ur-sprüngliche Operator auszuüben. Anzuempfehlen ist es jedoch, dass man das somnambule Individuum vorher fragt, ob ihr ein Rapport mit der betreffenden Person angenehm sei oder nicht, denn bei Somnambulen äussern sich häufig Sympathien und Antipathien in äusserst heftiger Weise und ist es wiederholt schon beobachtet worden, dass die blosse Annäherung von Personen, die der Somnambule unsympathisch waren, heftige Gemüths-erregungen oder sonstige sehr unangenehme Zustände hervorgerufen haben, die nach dem Erwachen des Hypnotisirten wenn schon keine übleren Folgen, so doch Schwäche oder Unbehagen zurücklassen können.

Die Sympathie oder Antipathie somnambuler Per-sonen ist fast dem Instincte der Thiere zu vergleichen, indem Erstere sowie Letztere in der Regel unfehlbar erkennen, ob diese oder jene Person ihnen gewogen sei und ihnen gut wolle oder nicht, auch wenn die Be-treffenden ihre bösen Absichten unter freundlicher Maske zu verdecken und durch Heuchelei zu bemänteln trachten.

Die thatsächliche Abhängigkeitsstellung, in die eine Somnambule nach und nach zu ihrem Hypnotiseur geräth, bietet an und für sich schon hinreichend Ge-legenheit zu verbrecherischer Ausbeutung, so dass ein Hypnotiseur sehr wohl thut, wenn er zwei Personen miteinander in Rapport setzt, auf derartige instinctive Antipathien zu achten und hiebei niemals gegen den aus-gesprochenen Willen der Somnambule zu handeln.

Man hat vielfach das Wesen des Rapports zu ergründen versucht und verschiedene Hypothesen zur Erklärung dieser Erscheinung aufgestellt, ohne jedoch die Frage in erschöpfender Weise zu lösen.

Einige Forscher wollen den Rapport der Somnambule mit ihrem Hypnotiseur durch die einseitige Gedankenconcentration des Subjects auf den Operator erklären, indem der letzte Eindruck desselben vor dem Versinken in somnambulen Schlaf die Person des Magnetiseurs ist. Andere wieder führen die Erscheinungen des Rapports lediglich auf die Autosuggestion des Hypnotisirten zurück, nur mit dem Hypnotiseur verkehren zu wollen. Diese Erklärungsmethoden genügen wohl für die einfachen Thatsachen des Rapports, sind aber durchaus nicht im Stande, jene höheren Vorkommnisse aufzuhellen, bei denen anscheinend übersinnliche Vorgänge mit im Spiele sind. Natürlich werden die letzteren von der Mehrheit der Forscher geleugnet, weil dies eben eine Erklärung der Thatsachen überflüssig macht.

In ähnlicher Weise nun wie sich beim gewöhnlichen Einschlafen der letzte Gedanke während des Wachens in den Träumen weiterspinnt, pflanzt sich der letzte Eindruck, den die Somnambule vor dem Versinken in magnetischen Schlaf von der Aussenwelt erhielt, in ihrem somnambulen Bewusstsein fort und bewirkt hiedurch die Erscheinungen des Rapports.

Dr. Liébeault drückt sich in seinem Werke: »Le Sommeil« folgendermassen über das Wesen des Rapports aus: »Was man bei den Somnambulen unter der Bezeichnung Rapport zu beobachten Gelegenheit hat, unterscheidet sich durchaus nicht von den Erscheinungen, die täglich während des gewöhnlichen Schlafes vorkommen. Eine Mutter, die an der Wiege ihres Kindes einschläft, hört sogar während ihres Schlummers nicht auf, das Kind zu bewachen. Sie schläft, wacht aber doch, und zwar einzig und allein, nur für das Kind, sie ist hiebei unempfindlich für starke fremde Geräusche, wacht aber bei der leisesten Bewegung ihres Kleinen auf.«

In dem magnetischen Rapport ist, wie Liébeault weiter ausführt, gar kein anderer Vorgang zu suchen, als er sich in dem eben erwähnten Falle abspielt. Hier wie dort ist die einseitige Bewusstseinsconcentration, die bei der ihr Kind bewachenden Mutter diese alle Regungen des Kindes wahrnehmen lässt — bei der von einem Hypnotiseur eingeschläferten Somnambule Letztere nur für von Ersterem stammende Impulse empfänglich macht.

Dieser vorerst von Noizet ausgesprochenen Anschauung pflichten ausser Liébeault und A. Bertrand noch mehrere andere Aerzte bei.

Nach dem englischen Physiologen Carpenter[1]) ist es der Gedanke des hypnotisirten Subjects, dass der Magnetiseur durch eine aussergewöhnliche individuelle Beschaffenheit thatsächlich einen besonderen Einfluss auszuüben im Stande ist, der die Willenslosigkeit bedingt, wie sie sich im magnetischen Rapport äussert. Er betrachtet den Rapport als eine Suggestion, sei es nun, dass sie vom Hypnotiseur selbst absichtlich oder unabsichtlich erregt worden, oder auch, dass sie unbewusst im Geiste des Somnambulen selbst entstanden ist.

Dieses sind die hervorragendsten Hypothesen zur Erklärung des Rapports, denen sich mehr oder minder die meisten der medicinischen Hypnotiseure anschliessen. Ob sie aber endgiltig sämmtliche Erscheinungen dieses Gebietes aufzuklären im Stande sind, kann erst die Zukunft entscheiden. Wir bezweifeln aber, dass man damit das Auslangen finden wird.

Wir kommen nun zu einer der bedeutendsten Erscheinungsgruppen des Somnambulismus, nämlich zu den Suggestionen.

---

[1]) Carpenter, Mental Physiology.

## B. Höhere psychische Leistungen der Somnambulen.

### 3. Die Suggestionen.

Das Wort »suggerer«, lat. suggerere, bedeutet einer Person etwas einreden, eine Vorstellung erwecken, daher »Suggestion« als Bezeichnung einer Gruppe von Vorgängen, die darauf beruhen, dass der Hypnotiseur der Somnambule durch Worte, Bewegungen etc. etwas zu thun befiehlt, eine Vorstellung erweckt u. s. w.

Im weiteren übertragenen Sinne hat man das Wort »Suggestion«, wie wir im Folgenden sehen werden, auch noch zur Bezeichnung anderer somnambuler Erscheinungen herbeigezogen, wobei von einem Einreden durch den Hypnotiseur keine Rede mehr ist, wenigstens soweit wir dies durch unsere normalen Sinne zu erkennen im Stande sind.

Wir werden demnach zwei Hauptarten von Suggestionen zu unterscheiden haben, von denen wir die erstere als »directe Suggestion«, die letztere als »indirecte Suggestion« bezeichnen wollen.

### a) Die directe Suggestion.

Die in diesem Abschnitte zu behandelnden Suggestionen zerfallen wieder in mehrere Gruppen, und zwar:

$\alpha$) Die einfache hypnotische Suggestion,

$\beta$) die posthypnotische Suggestion,

$\gamma$) die Suggestion im Zustande des Wachens (Wachsuggestion).

α) Die einfache hypnotische Suggestion.

Als ursprüngliche Form einer Suggestion ist wohl die von Braid zuerst entdeckte und von den französischen Forschern als »Suggestion par attitude« bezeichnete Art zu betrachten.

Braid zeigte nämlich, dass man im Stande sei, an in gewissen Stadien der Hypnose befindlichen Individuen dadurch, dass man den Gliedern bestimmte Stellungen giebt, entsprechende Mienenveränderung zu bewirken. Lässt man z. B. eine hypnotisirte Person niederknien und faltet deren Hände wie zum Gebet, so nimmt das Gesicht den Ausdruck der Andacht an, wie er sich für eine betende Person geziemt.

In ähnlicher Weise kann man durch verschiedene entsprechende Stellungen das Antlitz der Hypnotisirten alle erdenklichen Gemüthsbewegungen ausdrücken lassen, ohne ihm durch ein Wort zu sagen, was man ihm suggeriren will. Die Person ist in diesem Falle wie ein höchst künstlicher Automat. Verändert man einseitig die Haltung der Hände, giebt man z. B. bei dem im vorerwähnten Beispiele angeführten Betenden der einen Hand eine drohende Stellung, indem man einen der Arme ausstreckt und die Hand zur Faust ballt, so verändert sich die entsprechende Gesichtshälfte. Während der eine Theil des Gesichtes Andacht ausdrückt, verzerrt sich der andere wie unter dem Eindrucke heftigen Zornes.

Auf diese Weise kann man durch »Suggestion par attitude« höchst komische Effecte hervorbringen, indem man z. B. die eine Hälfte des Hypnotisirten lachen, die andere hingegen weinen lässt.

Es zeigt sich durch diese Art von Suggestion wieder, wie innig der Zusammenhang zwischen den Bewegungen — selbst wenn sie nicht durch eigenen Willensimpuls ausgelöst wurden — und der Gedankenthätigkeit eines Individuums ist.

Ausser diesen Suggestionen hat Braid sogenannte »Bewegungssuggestionen« unterschieden. Sie
bestehen darin, dass man an dem hypnotisirten Subjecte
gewisse Bewegungsveränderungen vornimmt, indem man
die Glieder verschiedene Stellungen annehmen lässt und
dann dem Medium einredet, dass es nicht im Stande
sei, gegen den Willen des Hypnotiseurs andere
Stellungen anzunehmen oder andere Bewegungen als
die vorgezeichneten zu machen. So kann man z. B.
dem Subjecte sagen: Ihr Arm oder Fuss ist gelähmt.
Thatsächlich ist es dann nicht im Stande, mit dem
betreffenden Gliede eine Bewegung auszuführen.

Unser nebenstehendes Bild, Tafel X, zeigt einen
derartigen Versuch, wobei dem Subjecte suggerirt
wurde, dass es nicht im Stande sei, über einen auf
den Boden hingelegten Regenschirm wegzuschreiten.
Nach einigen Schritten bei dem Schirme angelangt,
versucht das hypnotisirte Medium weiterzugehen, sowie
es aber den einen Fuss hebt, wird er steif und es
ist dem Medium nun mit dem besten Willen nicht
möglich, eine weitere Bewegung mit dem Fusse auszuführen.

Interessant ist ferner jene Art der Suggestionen,
die von Prof. Berger aus Breslau entdeckt und mit
dem Namen »Echolalie« bezeichnet worden sind.

Sie bestehen darin, dass das in Hypnose befindliche Subject alle Bewegungen, die der Operator ihm
vormacht, oder die schwierigsten Worte, die er ihm
vorspricht, sofort mit grösster Präcision nachahmt oder
nachspricht, oder auch nur angegebene Handlungen
widerstandslos ausführt. So genügen die einfach hinge-
worfenen Worte: Tanzen, Lachen, Springen, Singen u. s. w.,
um das Subject sofort zu veranlassen, dass es tanzt,
lacht, springt, singt u. s. w.

Sollte das Nachsprechen von Worten mit Schwierigkeiten verbunden sein, so braucht der Hypnotiseur blos
die eine Hand auf die Stirne, die andere auf den Nabel

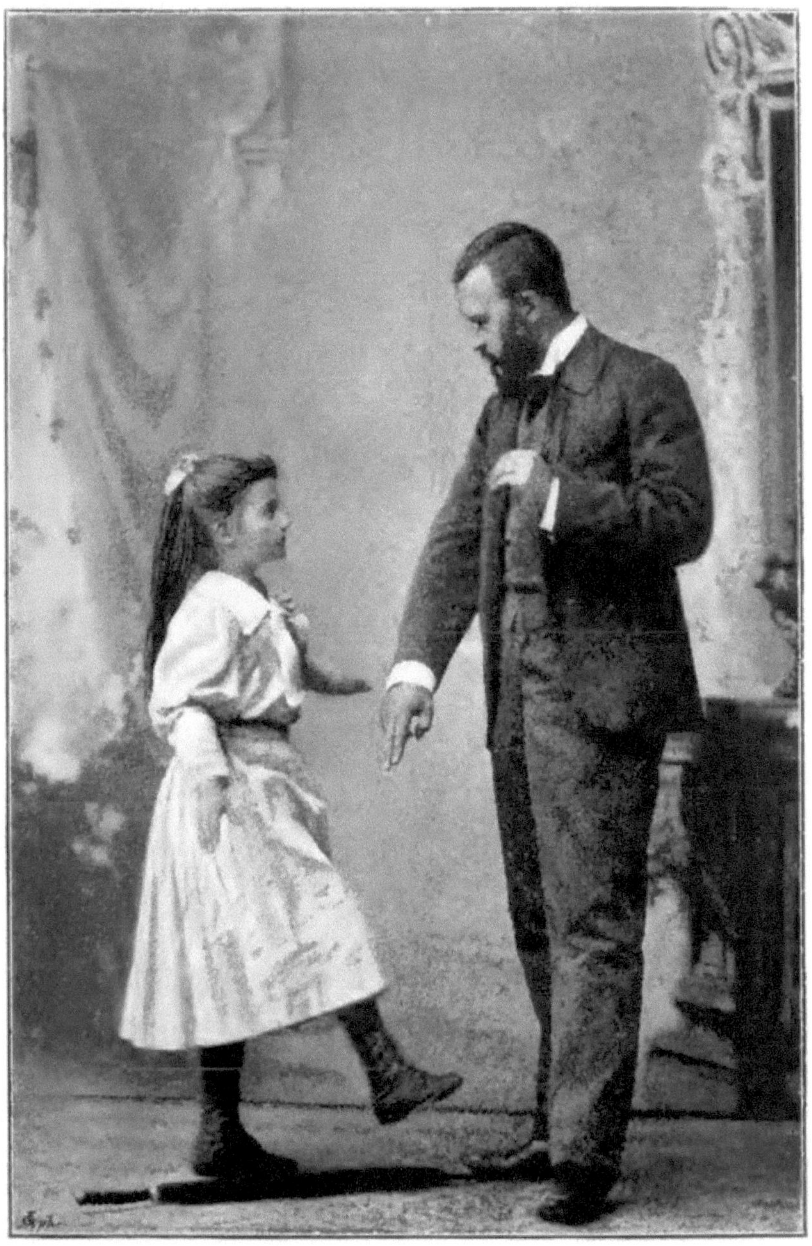

des Hypnotisirten zu legen, worauf das Wiedergeben selbst langer, fremdsprachiger Worte und Sätze anstandslos vor sich geht. [1])

Hieher gehört auch das Festbannen auf einen Sitz, das Unvermögen, die Augen, den Mund zu öffnen u. s. w.

Diese Art von Suggestion kann aber auch auf einen späteren Zeitpunkt ausgedehnt werden, d. h. selbst über das Erwecken aus der Hypnose hinaus.

Wenn man z. B. einer somnambulen Person im hypnotischen Zustande sagt: »Sie werden zu diesem Zeitpunkt nach dem Erwachen nicht im Stande sein dies oder jenes zu thun,« so wird in der That die Suggestion erst in dem gewünschten Augenblick wirksam. Eigenthümlich ist hiebei, dass das Medium nach dem Erwachen von dem, was ihm aufgetragen wurde, ganz und gar nichts weiss, ja selbst im Augenblicke, in dem es die bestimmte Handlung ausführt, sich dessen, was es thut, sowie des »Warum« nicht klar bewusst wird. Fragt man dann das Medium, weshalb es dies gethan habe, so weiss es den Grund nicht anzugeben und sucht in der Regel durch irgend eine Ausrede sein Thun und Lassen zu erklären oder zu entschuldigen.

Sollte aus irgend einem Grunde die verlangte Suggestion unausführbar sein, so verfällt bei nachwirkenden Suggestionen die Versuchsperson in der Regel in hypnotischen Schlaf, im Momente, wo die Ausführung geschehen soll. Dies kann mitunter zu recht unangenehmen Folgen Anlass geben. Man soll daher nie eine Suggestion aufgeben, von der man im Voraus annehmen kann, dass sich deren Ausführung unüberwindbare Schwierigkeiten entgegenstellen

[1]) Vergleiche: Bernheim, De la suggestion dans l'état hypnotique, réponse à M. Paul Janet. Paris 1884.

P. Richet, Etudes cliniques sur l'hystéro-épilepsie, 1885, und Dr. Philipps, Cours théorétique et pratique de Braidisme. Paris 1860.

können. Es ist auch zu empfehlen, nie, auch nur im Scherze, Suggestionen zu geben, die eine verbrecherische Handlung bezwecken, oder wobei das Hypnotisirte eine Waffe etc. in die Hand bekommt. Unsere Abbildung, Tafel XI, zeigt eine derartige Suggestion, wobei dem Medium befohlen wurde, den Hypnotiseur zu erdolchen. Das Bild zeigt, mit welchem Ingrimme das Kind darangehen wollte, den Befehl auszuführen.

Suggerirt man einem Hypnotisirten, dass er ein Thier sei, so sucht er die Art und Weise desselben nachzuahmen, z. B. bellt er als Hund, kräht er als Hahn, hüpft er als Hase, klettert als Affe u. s. f.

Dasselbe geschieht, wenn man ihm eine bestimmte Stellung oder Beschäftigung suggerirt: Als Soldat exercirt er, als Priester betet oder predigt er, als Handwerker ahmt er die Beschäftigung nach, die das betreffende Gewerbe kennzeichnet u. s. w. Tafel XII und XIII.

Von den eigentlichen Verbalsuggestionen scheint das Erwachen einer Somnambule auf blossen vor dem Einschlafen vom Hypnotiseur gegebenen Befehl die einfachste derselben zu sein. Bestimmt man nämlich einer Somnambule, bevor man sie einschläfert, die Zeitdauer des Schlafes und heisst sie nach Ablauf der gewünschten Frist von selbst erwachen, so tritt das Wachwerden thatsächlich genau in dem gegebenen Augenblick ein. Sonderbar und unerklärlich ist die Präcision, womit hiebei die bestimmte Stunde bis auf Minute und Secunde genau eingehalten wird. Man hat es versucht, unter der Voraussetzung eines Betruges des Hypnotisirten oder unter Annahme eines betrügerischen Einverständnisses zwischen dem Schlafenden und einer der im Zimmer anwesenden Personen, den Zeiger der Uhr insgeheim zu verrücken, ohne jedoch dadurch ein Misslingen zu erzielen. Der Sinn für Zeitbestimmung scheint in den Hypnotisirten, ähnlich wie bei Schlafenden, sehr verändert zu sein. Man hat es hier wohl mit einem Analogon der genügsam bekannten

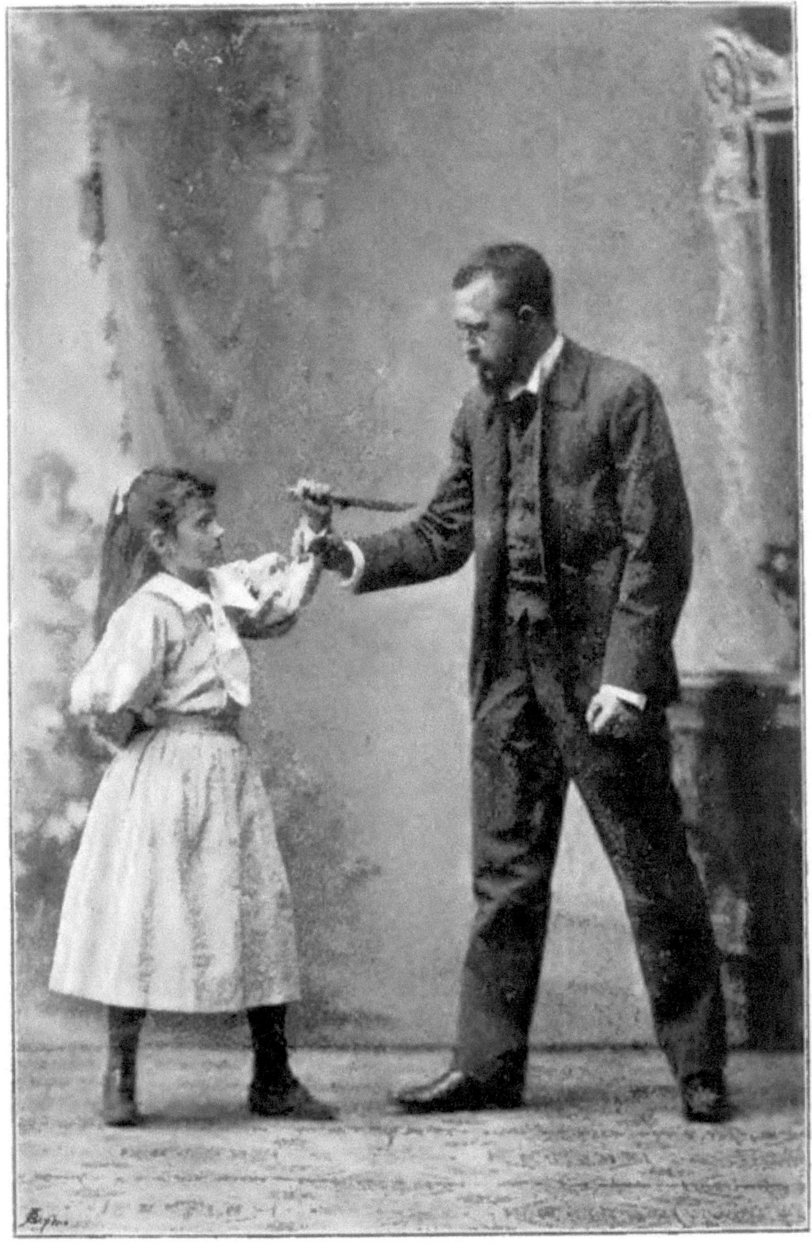

XII.

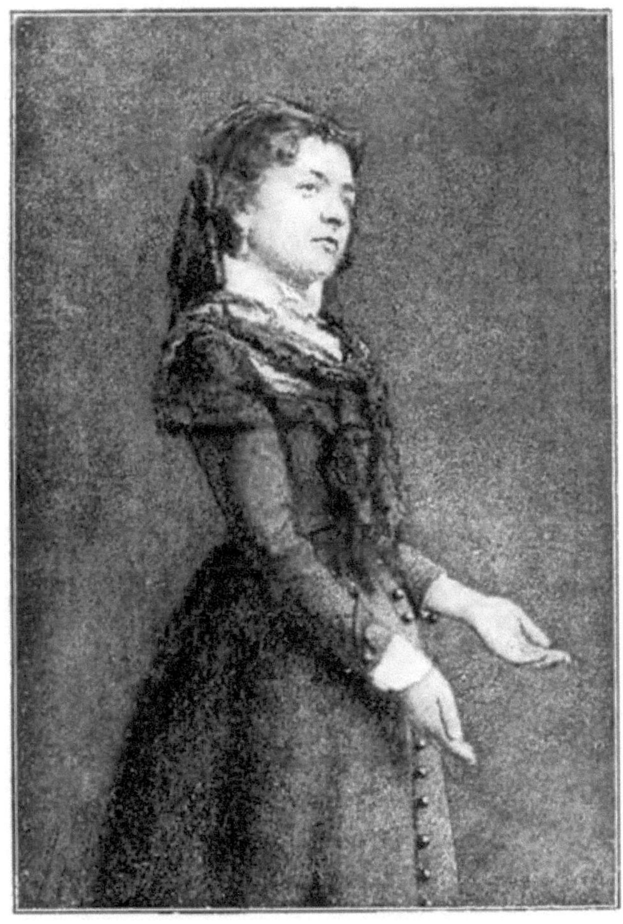

**Suggestion: »Declamation«.**
(Nach einer Aufnahme d. Prof. Charcot in Paris.)

XIII.

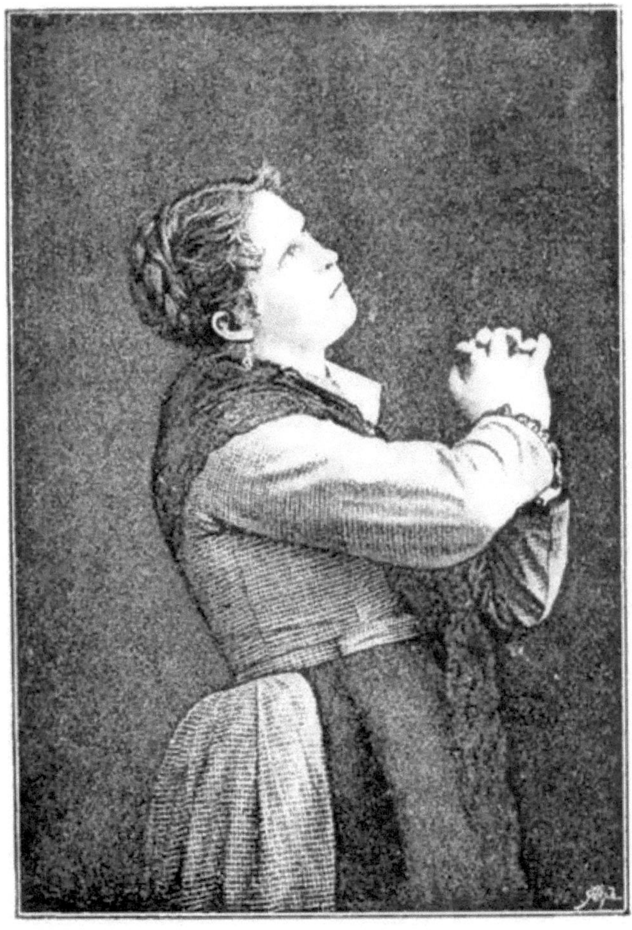

**Suggestion: »Gebet«.**

(Nach einer Aufnahme d. Prof. Charcot in Paris.)

Thatsache zu thun, dass ein Schläfer, der beim Schlafengehen sich vornimmt, zu einer bestimmten Stunde zu erwachen, wirklich dieselbe nicht verschläft.

Komisch wirken unter Umständen die sogenannten negativen Suggestionen, die darin bestehen, dass man der Somnambule einredet, dass anwesende Personen oder vorhandene Gegenstände nicht hier seien. In solchen Fällen nimmt das Medium die als nicht vorhanden erklärten Dinge nicht wahr, stösst beim Gehen an sie an und ist äusserst verwundert, in der Bewegung auf Hindernisse zu treffen, die für seine Sinne nicht wahrzunehmen sind. Aeusserst heiter stimmt es die Zuseher, wenn sie die verblüffte Miene des Mediums betrachten, die es in solchen Fällen macht.

So wurde bei einem Versuch einem Hypnotisirten suggerirt, dass nur die Köpfe und Hände der Anwesenden im Zimmer seien. Es machte dann wirklich einen äusserst lustigen Eindruck zu beobachten, mit welchem Erstaunen das Medium diese neue Menschenart betrachtete.

In einem anderen Falle wurde dem Medium suggerirt, dass eine der anwesenden Personen nicht hier sei. Der Hypnotisirte gewahrte sie thatsächlich nicht, trotzdem sie neben ihm stand, sah jedoch alle Gegenstände, die diese in die Hand nahm. Als die betreffende Person, ein Herr, sich eine Cigarrette drehte und anzündete, war unser Medium höchst frappirt, eine in der Luft von selbst, d. h. ohne Zuthun sichtbarer menschlicher Hände entstehende Cigarrette schweben, brennen und vergehen zu sehen.

Diese beiden Beispiele mögen genügen, um dem Leser einen Begriff dieser Suggestionen zu geben. Wir kommen nun zu einer weiteren Gruppe von Erscheinungen, nämlich den durch Suggestion bewirkten Hallucinationen.

Es wurde bereits in einem der vorhergehenden Abschnitte erwähnt, dass man mit magnetisirtem Wasser, das den Somnambulen gegeben wird, ver-

schiedene Wirkungen hervorzubringen vermag, je nachdem eine Suggestion damit verbunden wurde.

Einfaches magnetisirtes Wasser kann berauschend,
einschläfernd, purgirend u. s. w. wirken, wenn man es dem
Subjecte als Wein, Schlaftrunk, Purgirmittel u. s. w. zu
trinken giebt. Diese Erscheinung, an und für sich
interessant, ist aber noch viel erklärlicher, als dass das
Gegentheil ebenfalls durch Suggestion zu bewirken ist.

Man hat nämlich Somnambulen bedeutende Men-
gen berauschender Getränke geniessen lassen und
ihnen hiebei suggerirt, dass sie reines Quellwasser
tränken und auch nicht berauscht werden würden.

Thatsächlich trat nicht die geringste Trunkenheit
ein, obwohl die genossene Menge dazu mehr als hinreichend gewesen wäre. Ja sogar Gifte können — wie
in mehreren Fällen beobachtet wurde — unter solchen
Umständen in nicht unbedeutenden Dosen eingenom-
men werden, ohne eine schädliche Wirkung zu verursachen.

In diesen Fällen tritt nicht nur eine Sinneshalluci-
nation ein, indem das Genossene für etwas Anderes
gehalten wird, als es thatsächlich ist, sondern auch
noch die befremdende Erscheinung, dass in Folge des
falschen Begriffes, der den Somnambulen durch die
Suggestion beigebracht wurde, gänzlich verschiedene,
ja oft den normalen geradezu entgegengesetzte Wirkungen hervorbringt.

Die durch Suggestion verursachten Sinneshallucinationen treten vorwiegend in Bezug auf Geschmack,
Gesicht und Gehör auf. Weniger geeignet erweist sich
der Tastsinn und der Geruchsinn für diese Art von
Beeinflussung.

Nicht immer aber ist es nöthig, erst durch-Sug-
gestion Hallucinationen der Sinne zu erwecken, häufig
tritt dies bei Somnambulen von selbst ein, und zwar
meist dann, wenn man sie im Somnambulismus sich

selbst überlässt, d. h. sie nicht anredet, noch in sonst
einer Art ihre Aufmerksamkeit auf äussere Dinge lenkt.

In solchen Fällen durchläuft in der Regel den Körper
des Schlafenden ein Schauer, wonach er ein- oder
mehreremale tief aufseufzt und dann zu sprechen be-
ginnt. Leise, kaum vernehmbar und abgebrochen sind
anfänglich die Sätze, welche der Somnambule spricht,
doch nach und nach wird die Rede deutlicher, zu-
sammenhängender und der Sinn des Gesprochenen ver-
ständlich. Während solcher somnambuler Sprechperioden
treten besonders häufig Visionen, Hallucinationen u. s. w.
ein. Dann zeugen die Reden des Schlafenden meist davon,
dass sich dessen Geist in höheren Regionen bewegt. Die
Sprache ist eine reinere, edlere; die Stimme verändert,
kaum wieder zu erkennen, und die Themata, worüber
gesprochen wird, sind meist erhabenen moralischen
Inhalts. Der Charakter der Somnambule ist in diesen
ekstatischen Stadien gänzlich verschieden von dem
während des Wachens geoffenbarten. Nur in den sel-
tensten Fällen trüben unreine Gedanken diesen Zustand
moralischer Erhebung. Unterbricht man die Betrachtungen solcher Somnambulen, so schrecken sie zusammen
und äussern sich in höchst unwilliger Weise über diese
Störung. Ueber die Empfindungen während dieser Zustände befragt, schildern sie diese als Gefühl höchster
Wonne und Glückseligkeit, in welchem sie ihr ganzes
Leben verbringen möchten.

Man thut jedoch gut, solche Perioden nicht allzu
oft herbeizuführen, denn je höher der Genuss, den
solche Zustände bereiten, für die Schlafende ist, um
so bedeutender ist dann nach dem Erwachen die Re-
action, die sich als höchste geistige und körperliche
Abspannung äussert und das gesammte Nervensystem
in hohem Grade erschöpft und erschüttert.

Die Gesichte, die während dieser somnambulen
Ekstase in der Regel aufzutreten pflegen, sind den
gewöhnlichen religiösen oder Weltanschauungen des

Somnambulen entsprechend, entweder Engel, Heilige, Schutzgeister u. s. w. Mitunter, und dies ist immer dann der Fall, wenn der Somnambule an schweren Gebrechen des vegetativen Systems leidet, treten auch fürchterliche Visionen von Schreckgestalten, ungeheuerlichen Thieren auf, die gegen die Kranke losstürzen u. s. w. Tafel XIV, und XV.

Beide Arten von Visionen sind leicht durch sanftes Anblasen der Augen zum Verschwinden zu bringen.

In diesem somnambulen Stadium sind auch gewöhnlich jene unerklärlichen Leistungen zu beobachten, die man in früherer Zeit als »Hellsehen« bezeichnet hat.

Es wurde in vorliegenden Zeilen bereits einmal darauf hingewiesen, dass diese Erscheinung, obwohl vielfach bezweifelt, in letzter Zeit von gewiegten Beobachtern bestätigt worden ist. Nur ist die Bezeichnung »Hellsehen« als irrthümlich und irreführend zu verwerfen, indem es sich nicht um ein thatsächliches »Sehen«, sondern um ein »Wahrnehmen«, bezw. »Empfinden« äusserst schwacher Einflüsse in Folge hochgradiger Verfeinerung der Sinne handelt. Wir werden im Abschnitte über »Suggestion mentale« nochmals hierauf zurückkommen, und wollen nun zur Besprechung der zweiten Art der »directen Suggestionen« übergehen.

### β) Die posthypnotische Suggestion.

So wie man im Stande ist, bestimmte Formen einfacher hypnotischer Vorgänge über die Dauer des hypnotischen Zustandes hinaus zu verlängern, ebenso hat man dies mit den Suggestionen in der Macht. Solche Suggestionen, die während des Somnambulismus veranlasst worden sind, vom Schlafenden aber nicht mehr während des somnambulen Zustandes, sondern erst zu einem bestimmten Zeitpunkte nach dem Wiedereintritt des normalen Wachseins ausgeführt

XIV.

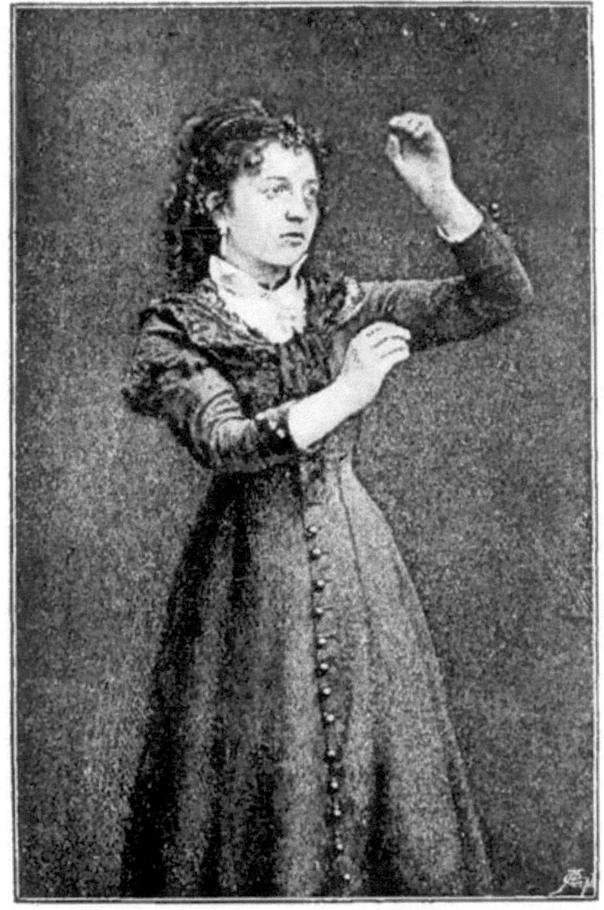

**Suggestion: ›Furcht‹.**

(Nach einer Aufnahme d. Prof. Charcot in Paris.)

XV.

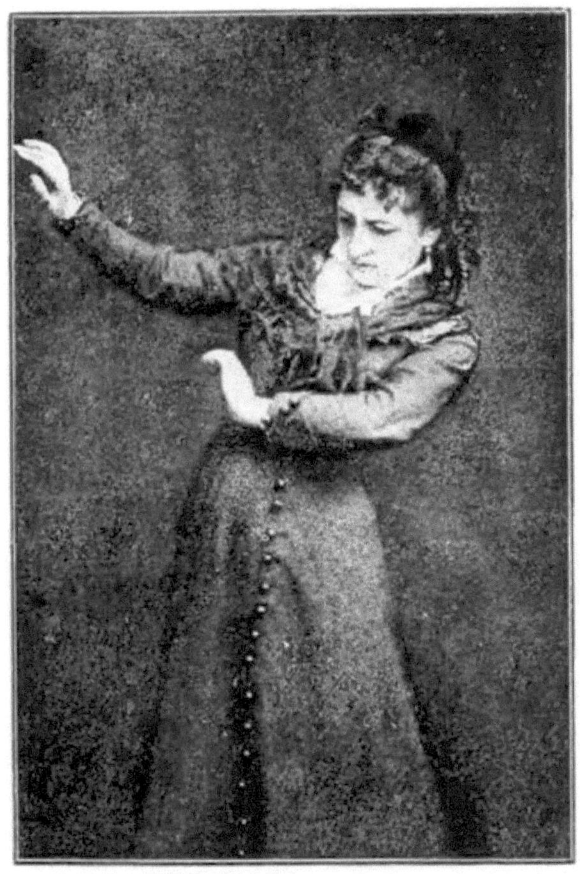

**Suggestion: »Schrecken«.**

(Nach einer Aufnahme d. Prof. Charcot in Paris.)

werden, bezeichnet man als »posthypnotische« oder »postsomnambule« Suggestion.

Auch für diese Art von Suggestionen ist es bezeichnend, dass sich das Medium nach dem Erwachen aus dem Schlafe in keiner Weise erinnert, ob und was ihm suggerirt wurde. Ferner ist für diese Suggestionen bezeichnend, das Eintreten einer gewissen Befangenheit, kurz vor dem Zeitpunkte, in welchem die Suggestion wirksam sein soll.

Mitunter tritt in diesem Momente Rückfall in den Somnambulismus ein, in der Regel jedoch nur der heftige Drang, dies oder jenes zu thun, ohne dass hiebei der Versuchsperson das »Warum« bewusst würde.

Es ist dies ein äusserst interessanter Zustand, wobei für die Dauer der Ausführung der Suggestion eine Schwächung des freien Willens und eine mehr oder weniger starke Trübung des Erkenntnissvermögens des Mediums eintritt.

Die posthypnotischen Suggestionen umfassen sämmtliche Arten der Suggestion, wie sie im Zustande des somnambulen Schlafes hervorgerufen werden können.

Sie beschränken sich demnach nicht auf die blosse Ausführung suggerirter Handlungen, sondern es können auch Visionen, Sinneshallucinationen und Illusionen auf diese Art verursacht werden.

Sogar organische Functionen, welche — wie z. B. Respiration und Circulation — unter normalen Umständen dem freien Willen nicht unterworfen sind, können durch die posthypnotische Suggestion Modificationen unterzogen werden.

Beaunis beschreibt in seinem bereits mehrfach angeführten Werke[1]) einen ganz ausserordentlichen Fall derartiger Beeinflussung des Organismus durch

---

[1]) Le somnambulisme provoqué. Paris 1886.

Suggestion, der in Nachstehendem kurz geschildert werden soll.

Mit einer sehr sensitiven Somnambule wurde in Gegenwart der Herren Dr. Liébeault und Bernheim durch den Operateur Dr. Focachon aus Charmes im December 1884 folgender Versuch durchgeführt:

Der Somnambulen Elisa F., die gegen Hystero-Epilepsie erfolgreich in hypnotischer Behandlung stand, wurde an einer zwischen den beiden Schultern befindlichen und den eigenen Händen nicht erreichbaren Stelle des Rückens ein einfaches Leinenläppchen aufgelegt und an diesem Körpertheile durch einen sorgsam aufgeführten Verband festgehalten.

Hierauf suggerirte man der Somnambulen, dass an der Stelle, an der das Läppchen aufgelegt sei, eine Blase entstehen werde.

Bis $9^{1}/_{2}$ Uhr wurde die im Somnambulismus befindliche Kranke unausgesetzt von zwei Anwesenden, den Herren Dr. Liébeault und Focachon, bewacht, so dass keine ihrer Bewegungen den Beobachtern unbemerkt bleiben konnte. Als zur vorerwähnten Stunde von den bereits genannten Zeugen, die noch an dem Chef der medicinischen Arbeiten an der Facultät zu Nancy, Dr. Dumont, einen Zuwachs erhalten hatten, der Verband gelöst und zur Untersuchung des verbunden gewesenen Rückentheiles geschritten wurde, zeigte es sich, dass thatsächlich ein bedeutend geröthetes, einem Brandflecke ähnliches, in Grösse und Umrissen dem aufgelegten Leinenstückchen entsprechendes Mal entstanden war.

Als man die Patientin weckte, war sie darüber verwundert, am Rücken, wo sie vor dem Einschlafen nichts empfunden hatte, nunmehr starke Schmerzen — wie von einer Verbrennung herrührend — zu fühlen. Leider musste an diesem Tage der Versuch, der vorgeschrittenen Stunde halber und weil Dr. Focachon nach Charmes zurückzukehren gezwungen war, unterbrochen werden.

Der weitere Verlauf der Suggestion nahm nach einem ergänzenden Berichte des Dr. Focachon, der durch ein Attest des Chefarztes zu Charmes, Dr. Chevreuse, beglaubigt worden ist, folgende Form an:

Am 2. December war an der betreffenden Stelle ein stark entzündeter Fleck zu bemerken, der bei leichtem Drucke schon schmerzte und eine wasserhelle Flüssigkeit absonderte, kurz ganz das Aussehen einer kleineren Brandwunde hatte.

Am nächstfolgenden Tage war eine vollkommene Brandblase von 5 Centimeter Länge und 25 Millimeter Breite entwickelt.

Obwohl die Glaubwürdigkeit der beiden letztangeführten Aerzte über alle Zweifel erhaben ist, begnügten sich Liébeault und Bernheim nicht mit diesem Versuche, da die Somnambule während der Rückfahrt nach Charmes von ihnen nicht beobachtet worden war. Daher schritt man im Mai 1885 zur Wiederholung des Experiments unter allseitig genügenden Vorsichtsmassregeln.

Dieser zweite Versuch, der in Gegenwart der Dr. Bernheim, Liébeault, Beaunis, Liégeois und Simon, sowie noch einiger anderer Zeugen vorgenommen wurde, ergab ein wowöglich noch besseres Resultat, so dass also die Einflussnahme auf rein organische, dem Willen nicht unterliegende Functionen, sowie die Erzeugung krankhafter Vorgänge durch blosse Suggestion unzweifelhaft sichergestellt erscheint. [1])

[1]) Ueber ähnliche Vorgänge siehe: Perty, Die mystischen Erscheinungen der menschlichen Natur. 2. Bd.

Ferner: A. Berillon, La grande hystérie chez l'homme, phénomènes d'inhibition et de dynamogénie, changement de la personnalité, action des médicaments à distance. Paris 1886.

Maury, Magie et Astrologie. Paris.

Auch deutsche Hypnotiseure, wie Moll, Jendrassik, Krafft-Ebing [1]) berichten über derartige Erscheinungen, die man, wie bereits erwähnt, als »hypnotische Stigmatisation« bezeichnet hat.

Bei der posthypnostischen Suggestion ist die Erscheinung des doppelten Bewusstseins in besonders
hoch entwickeltem Grade zu beobachten.

Das Medium weiss nach dem Erwachen durchaus
nichts von der ihm auferlegten Suggestion, sobald
aber der Augenblick da ist, in welchem sie vollzogen
werden soll, wird sie mit peinlichster Genauigkeit ausgeführt, selbst wenn zwischen dem Auftrag und der
Ausführung des posthypnotischen Befehles bedeutende
Zeitintervalle gelegen waren.

Aber selbst im Augenblicke der Ausführung der
Suggestion tritt auch kein normales Bewusstwerden
derselben ein. Vielmehr ist es immer nur ein un-
bewusster Trieb, der das dem Versuch unterzogene
Individuum veranlasst, diese oder jene Handlung zu
begehen.

Auf die Frage, warum die betreffende Person so
handle oder gehandelt habe, erhält man immer die
Antwort: »Ich weiss es nicht, aber ich musste so
thun.« In den meisten Fällen sucht die Somnambule durch eine beliebige Ausrede ihre Handlungsweise
gewissermassen vor sich selbst zu entschuldigen.

Gewöhnlich ist zur Zeit der Ausführung der Suggestion das Medium in vollkommen normalem Wachsein, wenigstens dem Anscheine nach, mitunter aber
tritt auch kurz vor diesem Momente eine Art halb-

---

[1]) Prof. v. Krafft-Ebing: Eine experimentelle Studie auf dem
Gebiet des Hypnotismus. S. 50—60.

Dr. August Forel: Der Hypnotismus, seine psycho-physio-
logische, medicinische, strafrechtliche Bedeutung und seine Handhabung. (Stuttgart 1891.)

Harry Vincent: Die Elemente des Hypnotismus. Deutsch von
Dr. R. Teuscher. (Jena 1894.)

somnambulen Zustandes ein, wobei das Medium durch einen besonderen Gesichtsausdruck und starren Blick Geistesabwesenheit verräth, obzwar die Augen offen sind und die Sinne gegen äussere Einflüsse reagiren.

Spricht man in solchen Momenten die Person an oder berührt man sie, so tritt entweder nach einem heftigen Erschrecken gänzliches Wachsein oder tiefer somnambuler Schlaf ein.

Das Vorgesagte gilt allgemein von jenen post-hypnotischen Suggestionen, in denen dem Medium aufgetragen wurde, eine Handlung zu vollführen. Bei den auf demselben Wege bewirkten Veränderungen der organischen Functionen tritt nicht einmal jenes instinctive Fühlen ein, sondern sie verlaufen gänzlich im »Unbewussten«.

Ueber diese Art der Suggestion liessen sich bei deren ausserordentlicher Mannigfaltigkeit ganze Bände schreiben, doch entspricht es weder dem Zwecke vorliegenden Büchleins, noch gestattet der vorhandene Raum ein genaueres Eingehen auf dieses Thema.

Wir wollen nun noch der dritten Art der Suggestion eine kurze Betrachtung schenken, nämlich jener, welche im wachen Zustande erregt und ausgeführt wird.

### γ) Die Suggestion im Zustande des Wachens.

So wie bei der vorhergehenden Art der Suggestionen bedarf es in der Regel auch bei dieser zum Gelingen derselben einer Person, die wiederholt hypnotisirt war. Auch bei diesen Versuchen erweisen sich hysterische Individuen als am vorzüglichsten geeignet.

Wie bei der einfachen, hypnotischen Suggestion, so genügt auch hier ein energisch ausgesprochener Befehl, um das Medium zu jeder beliebigen Handlung zu veranlassen. Auch in diesen Fällen tritt vollkommenste Willenlosigkeit und Unterwerfung unter den Willen des Magnetiseurs ein.

Der einzige, aber bedeutende Unterschied zwischen dieser und der erstbesprochenen Art der Suggestionen ist, dass das Medium vollständig bei Bewusstsein bleibt, jedoch unter einem unwiderstehlichen Zwange handelt.

Es muss an dieser Stelle noch darauf hingewiesen werden, dass es viele Personen giebt, bei denen es gar nicht der Herbeiführung eines hypnotischen Zustandes bedarf, um Suggestionen anzubringen. Die Schule der modernen Suggestiv-Therapie versucht es mit Suggestionen im wachen, normalen Zustande und weist auch dabei ganz schöne Erfolge auf. So bewirkt diese Schule in der Regel Hypnose nur durch zweckentsprechende Suggestionen.

Wir verweisen jene unserer Leser, die sich hierüber eingehender zu informiren wünschen, auf Dr. Schmidkunz's bereits genanntes hochinteressantes Werk: »Psychologie der Suggestion«, woselbst diese Frage vom philosophischen, therapeutischen und juridischen Standpunkte aus erschöpfend erläutert ist.

Hiemit wären wir mit der Besprechung der Suggestionen zu Ende, doch muss schliesslich noch Einiges über die Bedeutung derselben für das alltägliche Leben erwähnt werden.

Aus dem bisher Gesagten ergiebt sich wohl von selbst, dass diese Art somnambuler Vorgänge nicht nur viele Licht-, sondern auch bedeutende Schattenseiten hat, wenn man deren Beziehungen zum gewöhnlichen Leben in Betracht zieht.

So sehr man die vorübergehende Willenslosigkeit — wie man sie eben durch die bekannte hypnotische Beeinflussung zu bewirken im Stande ist — zum Besten der Menschheit auszunützen vermag, so sehr bietet sie gewissenlosen Personen Gelegenheit zu selbstsüchtigem, ja selbst verbrecherischem Missbrauche.

Wir wollen in Folgendem die Vortheile und Nachtheile, sofern sie aus den Suggestionen erwachsen können, einer kurzen Besprechung würdigen.

Wir haben gesehen, dass man auf dem einfachen Wege der Suggestion Functionen des Körpers, die bisher nur indirect durch besondere Arzneimittel beeinflusst werden konnten, direct, und, was noch wichtiger ist, fast augenblicklich in nicht unbedeutendem Masse verändern kann. Welche ausgedehnte Anwendung dieses Vermögen zur Heilung aller erdenklichen körperlichen Leiden finden kann, braucht wohl nicht näher erörtert zu werden.

Aber nicht nur bei Krankheiten des Körpers, sondern auch bei den gegenwärtig noch sehr schwierig und unsicher zu behandelnden Geistes- und Gemüthsleiden ist die Suggestion berufen, lindernd und heilend zu wirken.

Auf dem Wege der posthypnotischen Suggestion ist man ferner im Stande, auf den Charakter veredelnd einzuwirken und besonders üble Gewohnheiten abzustellen.

Ausser dem Arzte, dem Pädagogen und dem Priester ist es auch noch der Jurist, für den die Frage der Suggestion äusserst wichtig ist, indem sich ihm durch dieses Mittel die Möglichkeit bietet, verschwiegene hartnäckige Verbrecher zum Geständnisse zu bewegen.[1]

Dies über den Nutzen der hypnotischen Beeinflussung durch Suggestion. Was die Nachtheile anbelangt, so bietet sie dem übelwollenden Menschen wohl ganz besondere Möglichkeiten zur verbrecherischen Ausbeutung. Jedoch auch hier giebt es ein bewährtes Mittel,

---

[1] Dr. Carl Freih. du Prel: Das hypnotische Verbrechen und seine Entdeckung. München 1889.

Lilienthal: Hypnotismus und Strafrecht.

Gilles de la Jourette: L'hypnotisme et les etats analoges au point de vue médico-légal.

sich zu sichern, und zwar liegt dies in der Suggestion selbst.

Durch entsprechende Suggestion kann man nämlich ein Individuum gegen hypnotische Beeinflussung durch übelwollende Personen feien, ähnlich wie die Aufnahme eines Giftstoffes in den Körper gegen die schädliche Wirkung eines anderen Giftes schützen will.

Im Allgemeinen aber kann man wohl sagen, dass der künstliche Somnambulismus und speciell die hypnotische Suggestion nicht mehr Gefahr birgt, als jedes andere dem verbrecherischen Missbrauche zugängliche Mittel.

Die Vortheile jedoch, die er bietet, sind in Hinsicht auf die bisherigen Mittel, welche der Medicin, Pädagogik, Rechtspflege etc. zu Gebote standen, so überwiegend, dass sie durch die Nachtheile beiweitem nicht aufgewogen werden.

Gegen den absichtlichen Missbrauch eines Giftes, das zugleich Heilmittel ist, können wir uns durch entsprechende Gesetze schützen und brauchen hiedurch wegen der unter Umständen schädlichen Wirkung des Giftes nicht auf die heilbringenden Wirkungen desselben zu verzichten.

Die hypnotische Suggestion ist nun einem solchen Gifte zu vergleichen. Man hat bereits in einigen Ländern Gesetze geschaffen, die Schutz zu bieten geeignet sind. Im Hinblicke auf die immer wieder vorkommenden Fälle, dass die Hypnose zu Unterhaltungszwecken missbraucht wird, und dabei schwere Schädigungen der physischen und moralischen Gesundheit der Versuchsperson veranlasst wurden, steht zu erwarten, dass diese Frage bald allenthalben endgiltig geregelt werden wird.

## b) Die indirecte Suggestion.

### Die Suggestion mentale. (Gedankenlesen.)

Wenn schon die im vorhergehenden Abschnitte angeführten Arten der Suggestion an das Wunderbare grenzen, so gilt dies umsomehr von der im Folgenden abzuhandelnden Suggestion mentale, die auch unter den Bezeichnungen »Gedankenlesen« und »übersinnliche Gedankenübertragung« bekannt ist, und von englischen Forschern (Myers, Gurney) als »Telepathie« bezeichnet wurde.

Man hielt diese Art von Vorgängen lange Jahre hindurch für blossen Schwindel, doch die in letzter Zeit in Folge der Productionen der modernen Gedankenleser Brown, Cumberland, Bishop, de Gentry u. s. w. von den englischen und deutschen psychologischen Gesellschaften angestellten gewissenhaften Untersuchungen haben die Thatsächlichkeit einer directen Gedankenübertragung ohne Mitwirkung irgend welcher sinnlich wahrnehmbarer Mittel über jeden Zweifel erhoben.

Die einfachste Art des Gedankenlesens besteht darin, dass eine Person, die fest und ohne sich zerstreuen zu lassen, an einen im Zimmer befindlichen Gegenstand denkt und den Willen zugleich darauf concentrirt, dass eine zweite Person diesen Gegenstand finden, bezw. errathen möge.

Hiebei kann nun eine körperliche Berührung zwischen den beiden Personen, die den Versuch unternehmen, stattfinden oder auch nicht.

Im ersteren Falle ist die Anordnung des Versuchs eine derartige, dass der Gedankenleser die zweite Person bei den Händen fasst, oder mittelst eines gemeinsam gehaltenen Tuches die Verbindung herstellt, wie letzteres durch unsere Abbildung Tafel XVI versinnlicht ist.

Es kann aber auch die Versuchsanordnung eine derartige sein, dass jede körperliche Berührung oder leitende Verbindung gänzlich ausgeschlossen ist, ja selbst dass Experimentator und Versuchsperson räumlich weit von einander entfernt sind und letztere sich dem instinctiven Triebe hingiebt, der sie nach einer bestimmten Richtung zu gehen veranlasst. In der Regel soll man dem Gedankenleser bei dem Versuche die Augen verbinden, um Ablenkung der Gedanken durch Aussendinge zu vermeiden.

Oder auch stellt sich der Gedankenleser vor die führende Person und die Letztere legt ihre Hände leicht auf dessen Schultern, dabei Sorge tragend, dass sie nicht durch starken Druck unwillkürlich dem Suchenden irgend welchen Anhaltspunkt zur Lösung seiner Aufgabe bietet. [1])

Die erwähnte zweite Anordnung des Versuchs verdankt ihre Entstehung einem altbekannten englischen Gesellschaftsspiele, dem sogenannten »Willensspiel« (Willing-game).

Zu diesem Spiele wird eine Person — meist ein Kind — aus der Gesellschaft entfernt. Nun bestimmen die Zurückbleibenden einen Gegenstand, den das Kind finden, oder eine Handlung, die es bei seiner Rückkehr ausführen soll. Sobald diese Person in den Versuchsraum zurückkehrt, concentriren alle Anwesenden ihre Gedanken auf sie, dabei wollend, dass der gedachte Gegenstand gefunden, bezw. die gewünschte Handlung ausgeführt werde. In der Regel sind diese Versuche

---

[1]) Siehe: Die Erklärung des Gedankenlesens nebst Beschreibung eines neuen Verfahrens zum Nachweise unwillkürlicher Bewegungen von W. Preyer. Leipzig 1886.

XVI.

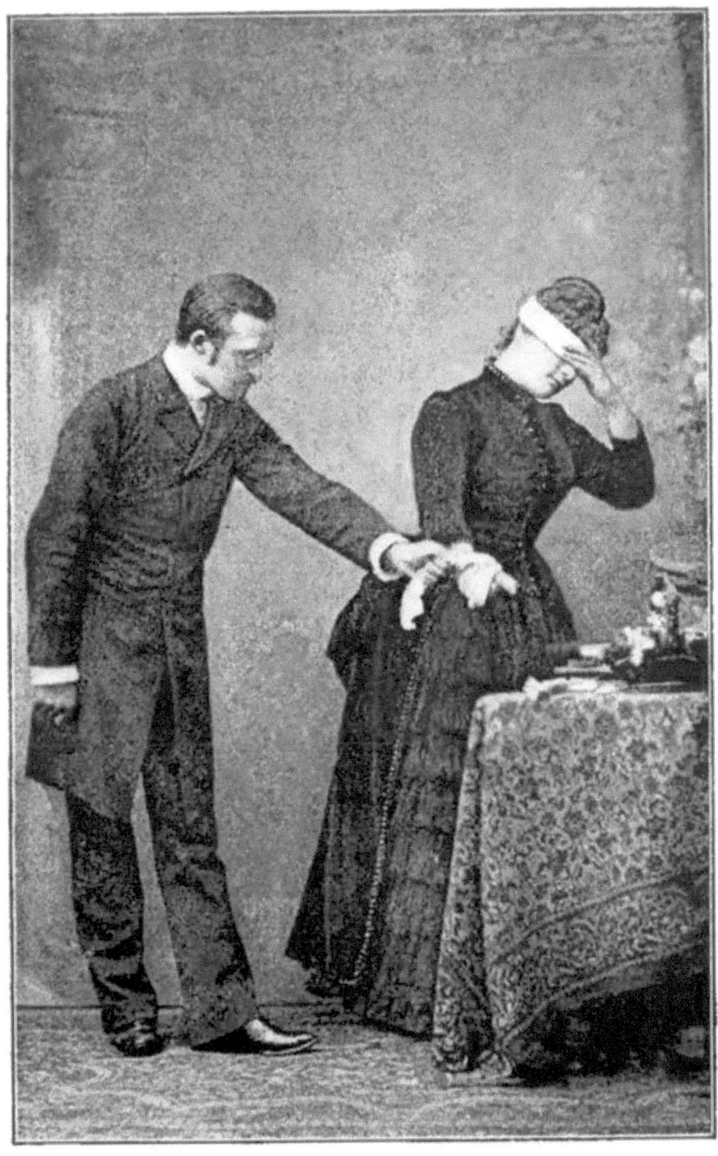

Ein Experiment mit der Gedankenleserin de Gentry.

von bestem Erfolge begleitet und der jugendliche Gedankenleser löst verhältnissmässig rasch seine Aufgabe.

W. F. Barett, Professor der Experimentalphysik am Royal College of Science in Dublin, hat in den Jahren 1876 bis 1883 eine bedeutende Reihe eingehender und genauer Versuche über diese Art der Gedankenübertragung angestellt, die ebenfalls die günstigsten Resultate ergaben.[1]

Die London »Society for psychical researches« setzte 1881 eine eigene Commission zur Erforschung der Suggestion mentale ein, welche die bezüglichen Untersuchungen mit grösster Genauigkeit und Gewissenhaftigkeit durchführte.

Die Phänomene, welche diese Commission in den Bereich ihrer Forschungen gezogen hat, wurden in drei Gruppen geschieden, und zwar:

1. Handlungen, die ausgeführt wurden, indem die Hände des Gedankenübertragers jene des Gedankenlesers leicht berührten;

2. Handlungen, die ausgeführt wurden, ohne dass dabei eine Berührung stattgefunden hätte, und endlich

3. Errathen von Spielkarten, Zahlen, Namen, Worten oder anderen Gegenständen, die vom Empfänger genannt wurden, ohne dass die Möglichkeit einer Uebertragung der Vorstellung durch Vermittlung leiblicher Sinne gegeben war.

Auch der bekannte Pariser Physiologe, Professor Charles Richet, hat zahlreiche Versuche in Bezug auf übersinnliche Gedankenübertragung angestellt und ebenfalls auf Grund der gemachten Beobachtungen die That-

---

[1] Genaues hierüber siehe: Jahrbücher der Gesellschaft für psychische Forschung in London, Juli 1882, sowie Aksakow, Psychische Studien 1883 und 1884, Hübbe-Schleiden, Sphinx, 1886 ff., endlich das epochemachende Werk der Londoner psychologischen Gesellschaft »Phantasens of the Living«.

sächlichkeit dieser Erscheinungen bestätigt;[1] ferner hat auch die Münchener Psychologische Gesellschaft die Realität der Telepathie durch eingehende Versuche festgestellt.[2]

Zum Gelingen der Suggestion mentale ist es durchaus nöthig, dass der Gedankenübertrager sich durch nichts zerstreuen lasse und seine Gedanken unaufhörlich mit denkbarster Concentration auf das zu Errathende richte. Um dies zu erleichtern, ist es gut, soferne es sich um das Auffinden eines Gegenstandes handelt, diesen Gegenstand scharf zu fixiren, selbstverständlich derart, dass der Gedankenleser, wenn er die Augen nicht verbunden haben sollte, nicht aus der Richtung des Blicks Schlüsse auf das zu Suchende ziehen kann. Oder auch soll der Gedankenfasser (den man als »Agent, Aufgeber, Beeinflusser« im Gegensatze zu dem Gedankenlesenden »Percipient« bezeichnet hat) durch die aufgezeichneten Umrisse dieses Gegenstandes oder die aufgeschriebene Bezeichnung durch Namen, die er anblickt, sich selbst eine deutlichere Vorstellung des zu Findenden verschaffen.

In einfacher Weise kann man Versuche mit Gedankenübertragung derart arrangiren, dass eine nicht complicirte Figur, z. B. ein Dreieck, Buchstabe u. s. w., mit dicken Strichen aufgezeichnet und von dem Gedankenübertrager scharf fixirt wird. Natürlich muss das Zeichnen und Fixiren derart geschehen, dass es dem Gedankenleser in keinerlei Weise möglich ist, das Gezeichnete zu sehen.

In bester Art lässt sich dies so durchführen, dass die Zeichnung in einem zweiten Zimmer angefertigt

[1] Revue philosophique N° 12, Paris 1884, und Preyer, Die Erklärung des Gedankenlesens. Leipzig 1886.

[2] Baron du Prel, »Das Gedankenlesen« und »Studien aus dem Gebiete der Geheimwissenschaften«, endlich den hochinteressanten Aufsatz Du Prel's in der Zeitschrift »Zukunft«: »Das Fernsehen als Experiment.«

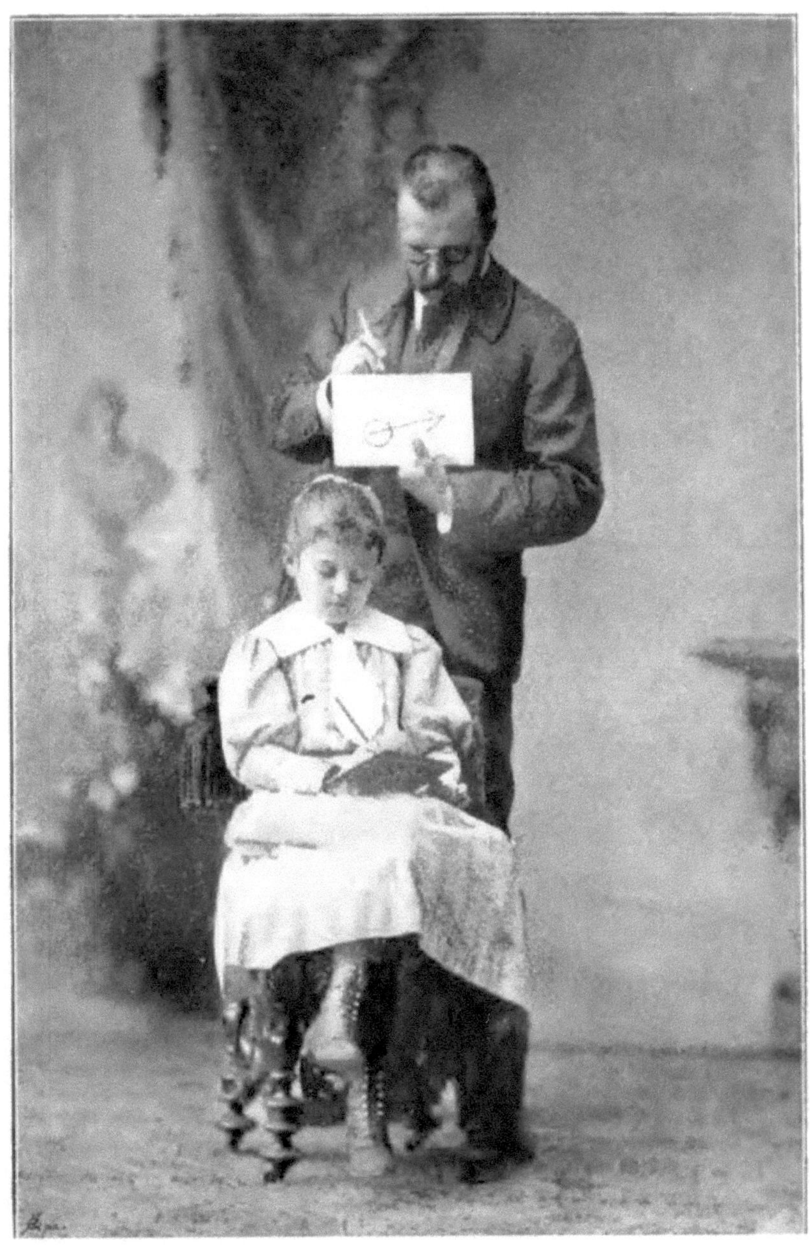

wird, während man den Gedankenleser mit dem Gesichte von der Zimmerthüre abgewendet sich an einen Tisch setzen lässt. Sobald die Zeichnung fertig ist, stellt sich der Gedankenübertrager mit der Abbildung hinter den ihm den Rücken zukehrenden Gedankenleser und fixirt nun in der bereits angedeuteten Weise die Zeichnung. Der beim Tische sitzende Gedankenleser, der Blei oder Feder und Papier zur Hand hat, achtet nun auf die Eindrücke, die in ihm entstehen und zeichnet, sobald sich ihm die Vorstellung von einer bestimmten Figur aufdrängt, diese rasch nieder. (Siehe unsere Abbildung Tafel XVII.)

In den meisten Fällen gelingen solche Versuche nicht sofort das erstemal, da die Neuheit der Sache beide Versuchstheilnehmer hindert, ihre Gedanken in genügender Weise zu concentriren. Nach einigen Versuchen verschwindet aber diese Zerstreutheit und dann erhält man die besten Ergebnisse.

Die nun folgenden Figuren auf Seite 192—197, die theilweise Copien der von dem Comité der Society for psychical researches vorgelegten Proben, theilweise eigenen Versuchen entnommen sind, mögen einen Begriff von dieser Art der Suggestion mentale geben.

Die Uebertragung von Eindrücken zwischen zwei Personen beschränkt sich aber nicht blos auf vorangeführte Thatsachen. Man ist in analoger Weise im Stande, die verschiedensten Sinneseindrücke ohne sinnlich wahrnehmbare Vermittlung zu übertragen, ja selbst Sinneshallucinationen in dieser Weise zu erzeugen.

Die Society for psychical researches hat mehrfach Gelegenheit gehabt, auf diese Weise bewirkte Geschmacks-, Gehörs- und Geruchshallucinationen unter Bedingungen zu beobachten, welche jede Selbsttäuschung und Betrug ausschliessen.

## Zur Suggestion mentale.

Originalzeichnung.　　　Reproduction durch den Gedankenleser.

Fig. 39.

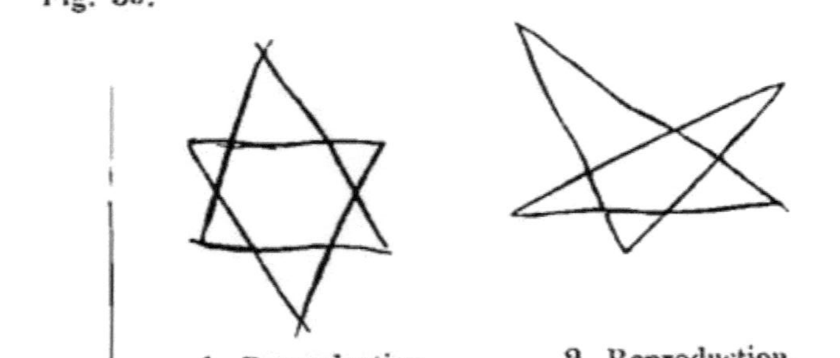

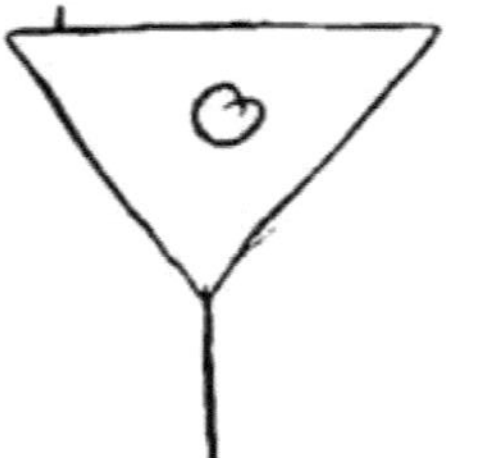

1. Reproduction.　　　2. Reproduction.

Fig. 40.

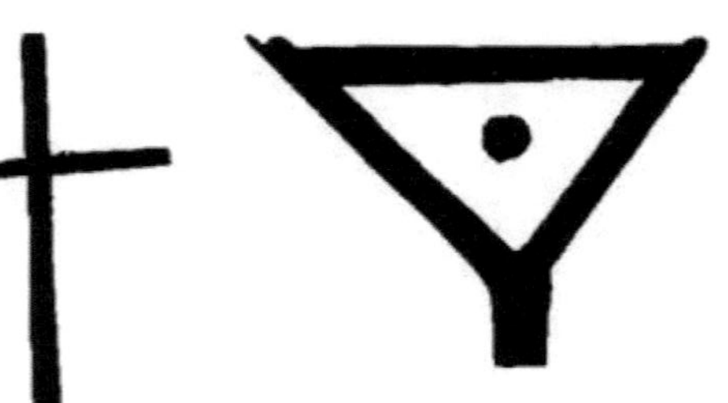

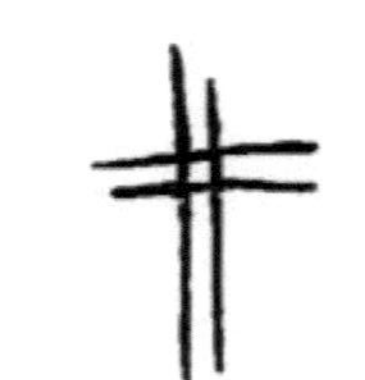

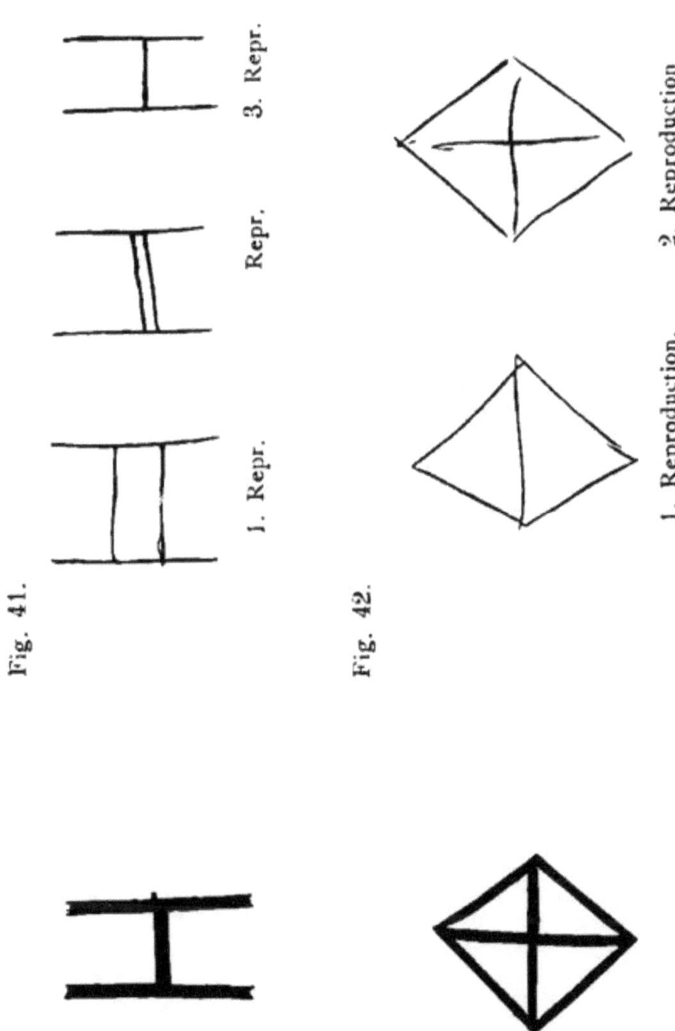
3. Repr.
Repr.
1. Repr.
Fig. 41.
2. Reproduction
1. Reproduction.
Fig. 42.

Fig. 43.

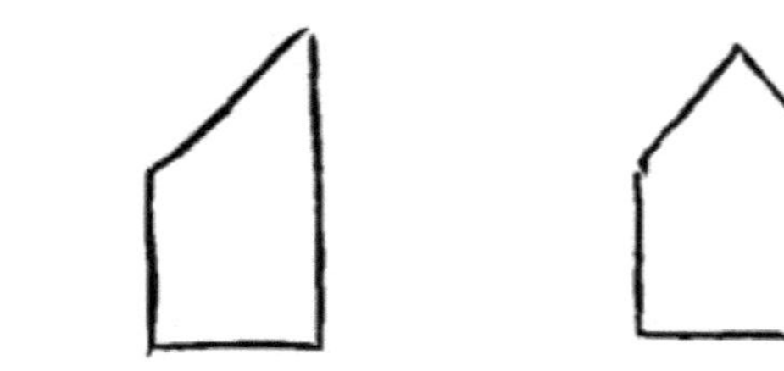

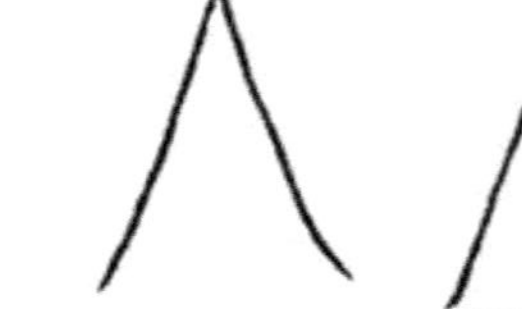

1. Reproduction.

2. Reproduction.

Fig. 44.

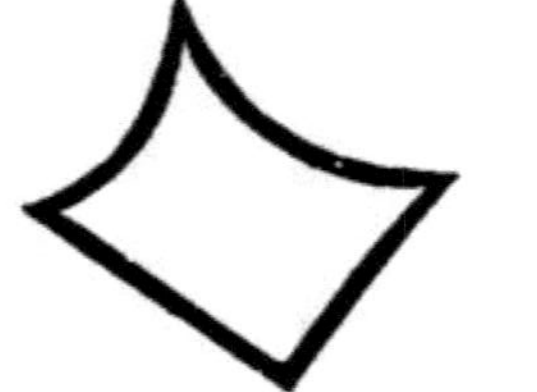

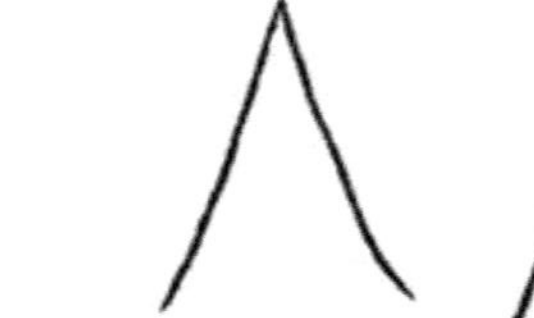

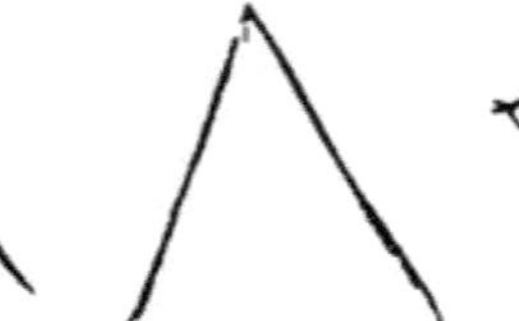
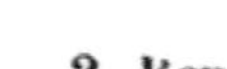

1 Repr.

2. Repr.

3. Repr.

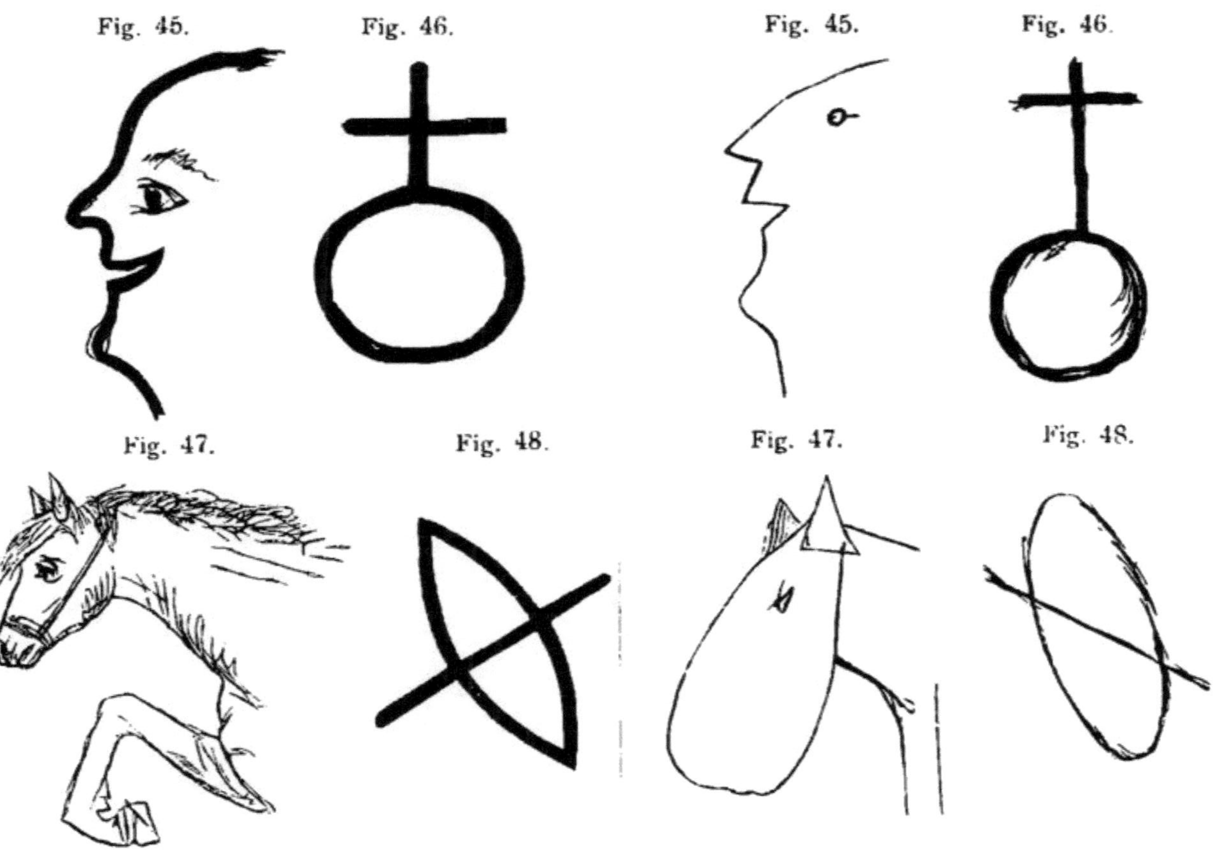
Fig. 45.
Fig. 46.
Fig. 45.
Fig. 46.
Fig. 47.
Fig. 48.
Fig. 47.
Fig. 48.

Fig. 49.

**Telepathische Zeichnungen.**

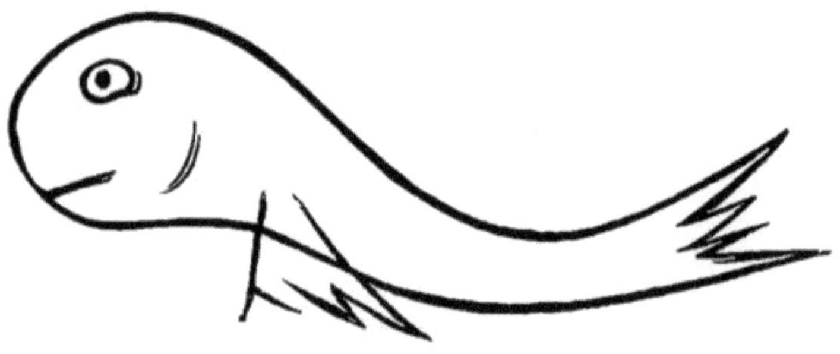

Original.

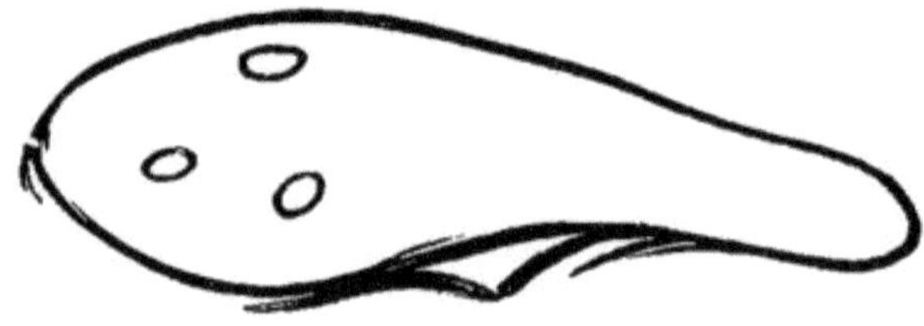

Reproduction.

**Dr. Welsch's telepathische Experimente.**

Orignalzeichnungen: $abcd$. Reproductionen: $a_1 a_2 b_1 c_1 d_1$.

Fig. 50.

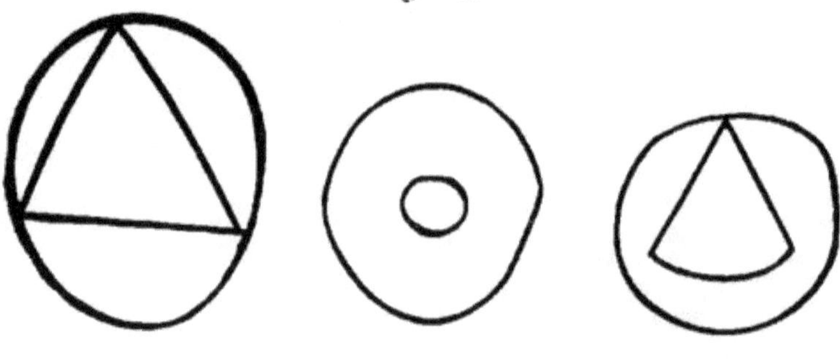

$a_2$

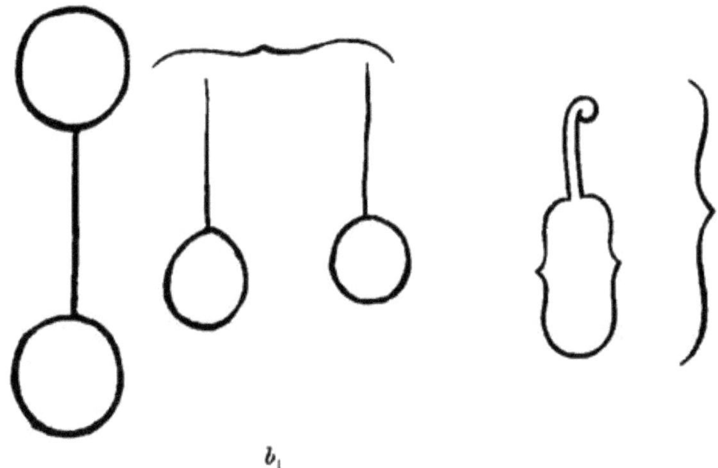


Fig. 53.

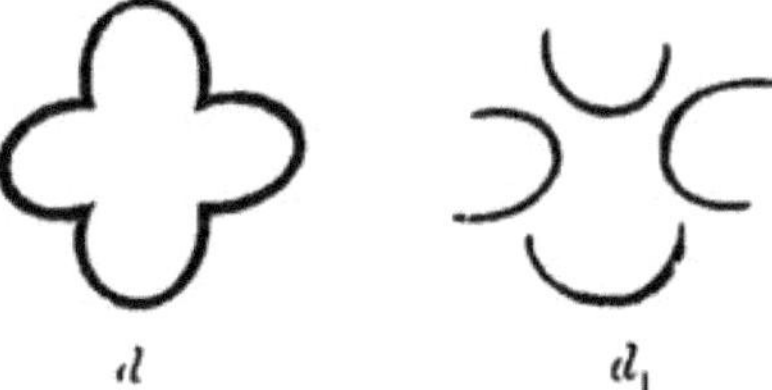


Bei den Figuren 39, 40, 41, 43 und 44 bedurfte es ein- bis zweimaliger Wiederholung des Reproductionsversuches, jedoch ist in der Regel schon aus der ersten Reproduction ersichtlich, dass der Begriff des Bildes vom Gedankenleser richtig erfasst worden sei.

Die Figuren 45, 46, 47 und 48 sind dem 1. und 2. Hefte der Zeitschrift »Sphinx« von Dr. Hübbe-Schleiden entnommen, während die übrigen Zeichnungen Ergebnisse eigener Versuche darstellen.

Fig. 49 ist dem »Phantasms of the Living Fig. 50, 51, 52 und 53 der »Sphinx« entnommen.

Als Suggestion mentale dürften wohl auch viele Fälle des sogenannten Hellsehens zu betrachten sein, besonders jene beliebten Paradenummern professioneller Magnetiseure, wobei die schlafende Somnambule, deren Augen auch noch wohl verbunden sein können, Bewegungen des Magnetiseurs nachahmt, oder Gegenstände erkennt, die er in der Hand hält.

Das Bild auf nebenstehender Tafel XVIII zeigt ein derartiges Experiment, wobei der Operateur, hinter dem schlafenden Medium stehend, durch blosse Suggestion mentale Letzteres zur Nachahmung der vorgemachten Bewegungen veranlasst hat.

Die Art, auf welche das Schlafende diese Bewegungen ausführt, ist in der Regel zögernd und langsam und geschieht mit der hypnotisirten Personen charakteristischen Schwerfälligkeit.

Mitunter werden auch die vom Operator angenommenen Stellungen vom Medium nicht vollständig ausgeführt, doch immer so weit, dass man an der Zweckmässigkeit der einleitenden Versuchsbewegungen erkennen kann, dass das Schlafende den Begriff der gestellten Aufgabe richtig aufgefasst habe. In allen diesen Fällen überträgt der Operator durch seinen festen Willen, dass das Medium dies oder jenes thue, den Begriff der auszuführenden Handlung auf dasselbe. Es ist also durchaus kein Hellsehen zur Erklärung dieser Erscheinungen nöthig, da sie auf einfache Gedankenübertragung zurückzuführen sind.

Was die Suggestion mentale zwischen zwei Individuen anbelangt, so haben wir hiebei drei Fälle zu unterscheiden, nämlich:

1. Die Gedankenübertragung geht bei beiden Personen bewusst vor sich, d. h. sowohl der Operator weiss, dass er der Versuchsperson einen Gedanken übertragen will, als auch diese weiss, dass ein Gedanke auf sie übertragen werden soll;

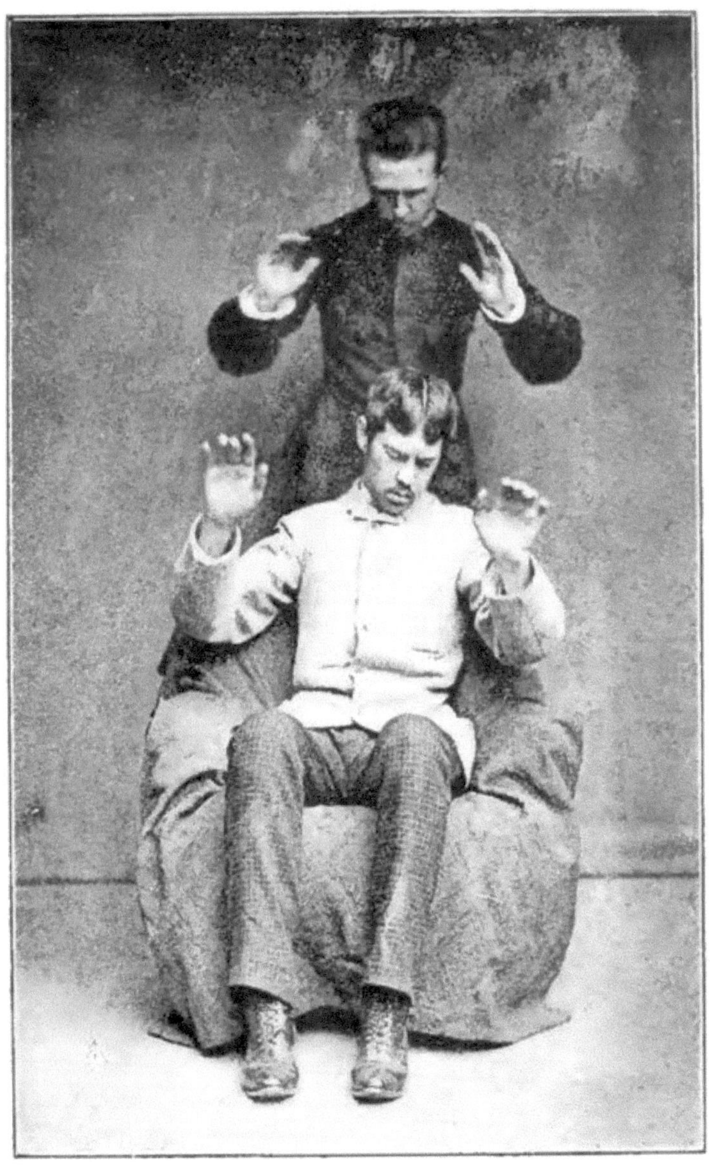

## XVIII

**Suggestion mentale.**
(Gedankenübertragung.)

2. die Suggestion mentale bleibt Beiden unbewusst, d. h. es befinden sich Magnetiseur und Somnambule in larvirtem Somnambulismus [1]) und Ersterer überträgt unbewusst seinen Willen auf das ebenfalls unbewusst den Gedanken aufnehmende Medium; endlich

3. der Operator will auf den hievon nichts ahnenden Empfänger einen Gedanken übertragen. Der Vorgang ist also Ersterem bewusst, Letzterem unbewusst.

Diese drei Möglichkeiten einer Suggestion mentale zwischen zwei Personen erklären viele der so wunderbar und unglaublich scheinenden, von älteren Magnetiseuren berichteten Phänomene, ohne dass es hiebei nöthig wäre, irgend welche überirdische Potenzen zu Hilfe zu rufen.

Wir können diesen Abschnitt nicht beschliessen, ohne noch mit einigen Worten der Frage des Hellsehens näherzutreten. Die modernen Mediciner leugnen bekanntlich in der überwiegenden Mehrheit die Möglichkeit eines Hellsehens. Viel daran mag wohl der Umstand Schuld tragen, dass man mit dem Worte »Hellsehen« immer den Begriff des Wunderbaren verband. Gerade in den letzten Jahren haben aber zahlreiche Forscher dieser Frage aufs Neue ihre Aufmerksamkeit zugewendet und durch exacte Experimente den Nachweis geliefert, dass es thatsächlich ein Hellsehen giebt, d. h.

---

[1]) Unter »larvirtem« (verdecktem) Somnambulismus ist ein Zustand zu verstehen, in dem eine Person anscheinend sinneswach ist, wobei jedoch die Thätigkeit des somnambulen Bewusstseins vorherrscht, während jene des normalen wachen Bewusstseins hochgradig vermindert oder selbst gänzlich suspendirt erscheint. Dies ist derselbe Zustand, den man im alltäglichen Leben als »Träumerei« bezeichnet, wobei das betreffende Individuum ebenfalls wach ist, gewissermassen fühlt, dass es denkt, ohne sich jedoch des Gedankens selbst bewusst zu werden. Die Bezeichnung »larvirter Somnambulismus« wurde erst in jüngster Zeit von dem bekannten Philosophen des »Unbewussten«, Dr. Eduard von Hartmann, gewählt und ist wohl die treffendste Bezeichnung, die für diese Zustände gefunden werden kann.

dass es möglich ist, in besonders geeigneten Personen die Fähigkeit zu erwecken, Wahrnehmungen ohne Vermittlung der normalen fünf Sinne zu machen.

So berichten die Mitglieder der Münchener psychologischen Gesellschaft Dr. Baron du Prel, Dr. Freiherr von Schrenkh-Notzing und Baron Hornstein über einen bezüglichen Versuch mit einer jungen Dame Namens Lina. Sie wurde von Dr. Schrenkh-Notzing mesmerisirt und ihr im somnambulen Zustande ein völlig unbekanntes geschlossenes Buch überreicht und ihr befohlen zu lesen, was auf einer bestimmten Seite des Buches stehe. Lina hielt das Buch in der durch Tafel XIX versinnlichten Weise an den Scheitel und vollführte die Aufgabe zur Zufriedenheit der genannten Berichterstatter. Man pflegt derlei Erscheinungen als Sinnesversetzung zu bezeichnen.

In jüngster Zeit haben die Herren Oberst Rochas, Director der technischen Hochschule in Paris und Professor Dr. Luys in Paris interessante Versuche über Hellbesinnung angestellt. Wir wollen eines dieser Experimente hier schildern

In die Nähe der Versuchsperson — einer Somnambule — wurde eine kleine Wachsstatuette gebracht (um mit Reichenbach zu sprechen »in die exteriorisirte odische Empfindungsschicht« gebracht) und derselben Nadelstiche versetzt, ohne dass die Somnambule es bemerken konnte. Diese Stiche wurden im gleichen Augenblick von der Somnambule empfunden. Als man der Statuette, an deren Kopf Haare vom Nacken der Somnambule eingesetzt waren, dieselben in einem anderen Zimmer ausriss, klagte die Versuchsperson darüber, dass sie bei den Haaren gezogen würde. [1]

Derlei Vorgänge bilden ein weiteres Thatsachenmaterial für die seit Jahrhunderten behauptete Er-

---

[1] Siehe Dr. Baron du Prel's Aufsatz in der »Zukunft«: Die sympathetische Curmethode.

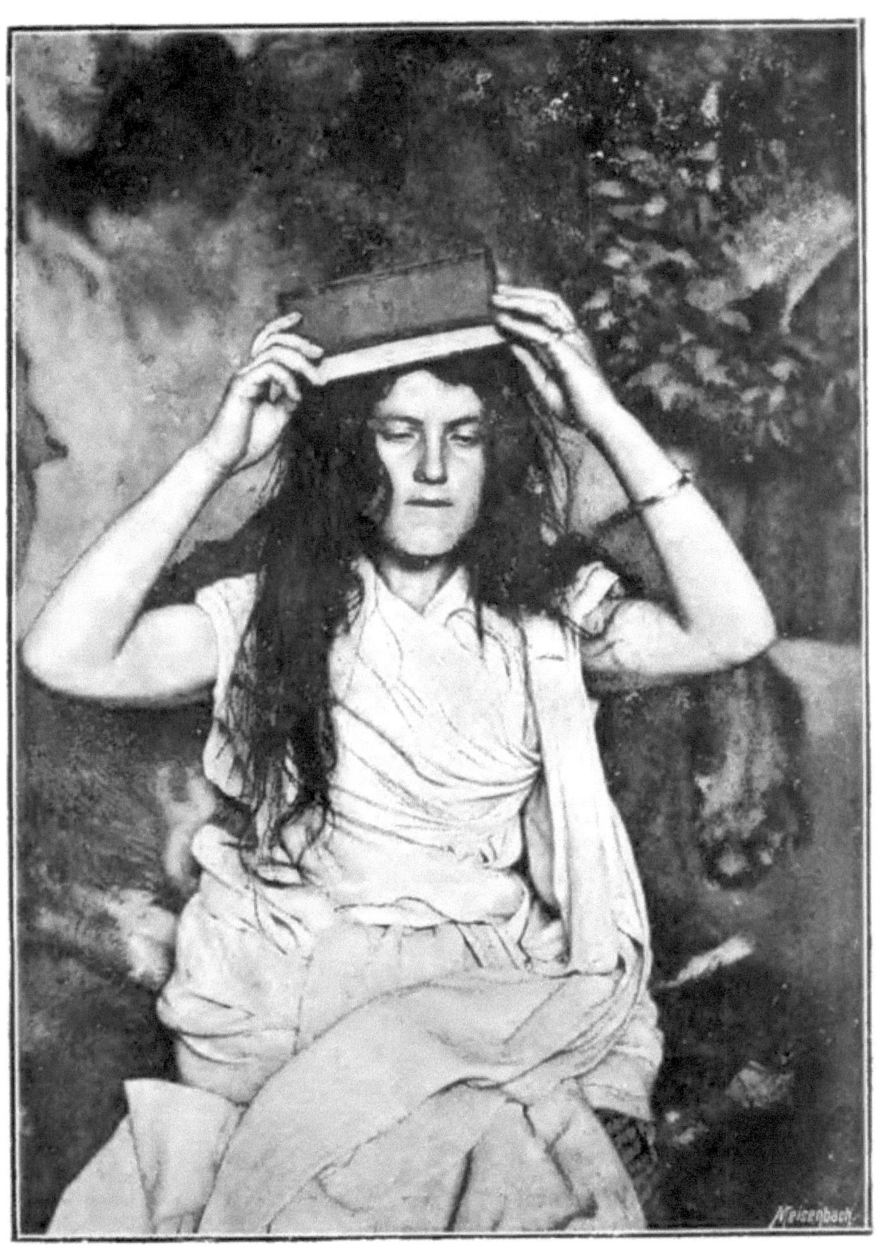

Lesen mit geschlossenen Augen.

scheinung des Hellsehens (der übersinnlichen Empfindung, wie vielleicht richtiger zu sagen wäre). Die
Herren Mediciner werden diese unbequemen Thatsachen
wohl nicht mehr lange leugnen oder ignoriren können,
und ihnen wohl in Bälde dieselbe Anerkennung zollen
müssen, wie den so lange verleugneten hypnotischen
Phänomenen.

Mit Besprechung der Suggestion mentale haben wir die psychischen Erscheinungen des Somnambulismus abgethan und wollen nun nur noch mit wenigen Worten der Theorien zur Erklärung der somnambulen Vorgänge gedenken.

Wir haben hier der Theorien der älteren Magnetiseure zu erwähnen, deren erste die bereits erwähnte Mesmer'sche Fluidtheorie ist.

Eine spätere, von den französischen Magnetiseuren Deleuze, de Lausanne, Rouillier adoptirte sogenannte »philantropische Theorie« nimmt eine specifisch thierisch-magnetische Kraft an, deren Wesen in dem Triebe zu helfen und in der wohlwollenden Gesinnung gegen seine Nebenmenschen gipfelt.

Eine weitere Theorie, als deren Hauptvertreter Kluge und Barthels zu nennen sind, beruht auf der Annahme eines materiellen, in den Nerven circulirenden Nervenfluidums und einer sensiblen Nervenatmosphäre. Durch Ueberströmung und Anhäufung dieses Fluidums sollten nach dieser Hypothese die einzelnen Erscheinungen des Somnambulismus bewirkt werden

Als Verfeinerung der vorstehenden Theorie ist die von Nasse und Eschenmayer vertretene psychologische Theorie, die nur einen »Nervenäther« als höchste materielle Verfeinerung des Nervenfluids annimmt und die fraglichen Erscheinungen aus dessen Uebertragung, Ansammlung und Fortleitung erklärt.

Als eine in unseren Tagen sehr stark verbreitete Theorie ist die mystisch-gläubige der Theosophen und Spiritisten zu bezeichnen, welche in den somnambulen

Phänomenen nur Wirkungen einer Besessenheit durch Dämonen, Elementargeister, oder gute oder böse Geister von Verstorbenen sieht.

Dieser Anschauung pflichteten Fr. v. Meyer, Fr. v. Baader und Schubert bei. Sie wird in jüngster Zeit auch durch zahlreiche spiritistische Zeitschriften vertreten.

Als völliger Gegensatz zur mystischen muss die materialistische Theorie angesehen werden, die nur das, was direct sinnlich wahrnehmbar ist, nämlich nur den auf diese Weise zugänglichen Theil unserer besprochenen Erscheinungen als bestehend anerkennt, ihn jedoch als durch krankhafte Vorgänge veranlasst betrachtet.

Diese letztere Richtung ist es, der auch gegenwärtig noch die überwiegende Mehrzahl der Aerzte beipflichtet, sofern sie den somnambulen Phänomenen nicht überhaupt jede Existenz absprechen.

Nach dem heutigen Stande der Sache dürfte es aber überhaupt als verfrüht zu bezeichnen sein, darüber ein endgiltiges Urtheil zu fällen. Das Beobachtungsmaterial, welches uns heute vorliegt, besonders jenes, das den Rapport, die Hellbesinnung, die Sinnesversetzung, kurz alle sogenannten »übersinnlichen Erscheinungen« behandelt, bedarf einerseits noch einer wiederholten Beglaubigung durch vorurtheilsfreie Forscher und wird andererseits noch bedeutend vermehrt werden müssen, bevor man daran wird denken können, eine allen Anforderungen entsprechende richtige Theorie des Somnambulismus aufzustellen.

# Alphabetisches Sachregister.